仕事力は人間力

聖路加国際病院外科部長からの12のメッセージ

聖路加国際病院 消化器・一般外科
海道 利実

へるす出版

はじめに

毎年4月になると、多くの新社会人が誕生する。

自由で責任のなかった学生時代と異なり、社会人となるとさまざまな責任が伴う。

したがって、1日も早く学生モードから社会人モードに切り替えることが必要である。

また社会人になると、それまで経験したことがなかった多くの壁に出合い、ストレスが溜まる。

もっとも大きく、かつ社会人であるかぎり続く壁は、人間関係である。

学生時代は、いやな人や合わない人がいれば、近づかなければよい。

しかし、社会人になるとそうはいかない。

いやな人がいても、上司や同僚、取引先であれば、上手に付き合わなければならない。

それでは、〝上手に付き合う〟にはどうしたらよいであろうか？

相手によって人間関係はさまざまで、対処法もさまざまであるが、共通する対処法は、「正しいことを正しく」行うことである。

これは、私の大学の先輩であり、ジョンソン・エンド・ジョンソン株式会社日本法人の代表取締役社長やカルビー株式会社の代表取締役会長を務められた松本晃さんの信条の一つである。

私もこの言葉を常に肝に銘じて仕事をしている。

「正しいことを正しく」実行すれば、正しく仕事でき、自分のよさを失うことなく、周囲はあなたの味方になってくれる。

自分を曲げたり、へりくだったりして、相手に迎合する必要はまったくない。

そのような相手とは、淡々と最低限の付き合いをすればよいのである。

それでも、善人であればあるほど、ストレスを感じやすく、ストレスを溜めやすい。

ストレスが溜まると、胃潰瘍や十二指腸潰瘍をきたすことがあるのみならず、精神的変調をきたすことも少なくない。

いわゆる「五月病」である。

そこで、社会人として重要な能力は「ストレス耐性」であり、渡辺淳一氏の著書のタイトルでもある「鈍感力」である。

ストレスに負けない精神力が大切であるし、些細なストレスは気にしない、よい意味での鈍感力を有していたほうがよい。

さらに、社会人として仕事をするうえで大切なことには、礼儀正しさ、時間を守ること、コミュニケーション能力、一般常識、誠実さ、責任感、判断力など枚挙にいとまがない。

これらは、人間力といってよい。

と偉そうなことを述べてきたが、私は普通の外科医であり、社会人教育を受けたことはない。

自分のこれまでの人生経験から述べたまでである。

成功もあったし、失敗もたくさんあった。

そんななか、これから社会人生活をスタートする新人の皆さんはもちろん、中堅、ベテラン社会人の皆さんにも、できるだけすがすがしい人生を送っていただければと思い、私なりのメッセージとして本書にまとめてみた。

実は本書は、消化器外科医を対象とした月刊誌『消化器外科』（へるす出版）に「外科医の仕事術」というタイトルで2020年1～12月までの1年間、連載として書いたものを、広くすべての社会人の皆さんにお読みいただけるよう加筆・修正したものである。

一般的に、外科医イコール手術というイメージがあると思う。

したがって、「外科医の仕事術」というと、手術に関する内容を連想しがちであるが、決してそれだけではない。

もちろん手術は、外科医にとってもっとも大事な仕事であり、外科医が外科医たる所以でもある。

かくいう私も手術が大好きである。

しかし、外科医にとって、手術以外の日常診療（外来や手術症例の術前・術後管理など）や学会発表・論文作成などの学術活動も重要な仕事である。

さらに、人間教育も大切である。

それらの考えから、12回にわたって連載を書いた。

実際、副題は「すがすがしい外科医人生を送るための12のメッセージ」とした。

おそらく、このような副題で連載や本を書く外科医はいないであろう。


紹介が遅れたが、私は縁あって、2019年10月より東京都中央区にある聖路加国際病院消化器・一般外科部長として着任した。

聖路加国際病院は、日野原重明先生はじめ、これまでの病院関係者の皆さんのご尽力により、いわゆるブランド病院として広く知られている。

私も関西地方の病院や大学に勤務しつつも、その名前は知っていた。

もちろん、名前が知られているだけではなく、客観的にも高く評価されている。

例えば、初期研修医という新人医師の研修希望先では常に上位である。

また、現役医師に聞いた、「初期研修を受け直すなら選びたい病院は?」というアンケート(エムスリー調べ)では、ダントツの1位であった。

医療の質に関する賞や認証も多数いただいている。

さらに、アメリカの『Newsweek』が毎年行っている各国の病院ランキングでも、2020年は日本で1位、世界でも16位にランキングされた。

その日本一にランキングされている病院に実際勤務してみて、その理由がわかった。

全室個室というハード面のみならず、医療の質、教育、ホスピタリティ、サービスなど、大変素晴らしい。

本書では、『仕事力は人間力~聖路加国際病院外科部長からの12のメッセージ~』のタイトルで、日本一の病院の外科部長としての取り組みや、その背景となる考え、仕事に対する姿勢、効率的に仕事を行う方法などについて、すべての社会人の皆さんを対象に、12章に分けて述べた。

仕事上、大切なのは、また成功するか失敗するかは、結局、その人の人間力によるのである。

本には人生を変える力があると思う。

それは、本全体からでも、一文、ワンフレーズからでもよい。

自分の心に響いた言葉が、その後の人生をよりよい方向に変える原動力やヒントになり得る。

人生は一度きり、プライスレスである。

だったら、少しでもよい人生を歩んだほうがよい。


本文中にも述べたが、いくつになっても、「今が一番若い」のである。

今日からでも遅くない。

本書をお読みいただき、皆さんが、今後の人生をよりすがすがしく生きていただくようなヒントを得ていただければ、望外の喜びである。

目次

第1章

新たな挑戦
～人生〝晴れ男〟～

私は、自他共に認める〝晴れ男〟である。

大切な節目の日や、旅行、講演などの際は、必ずといってよいほど晴れる。

たとえ土砂降りの雨が降っていても、私が訪れるとピタッと止む。

週間天気予報で数日前に雨の予報が出ていても、当日になると晴れ間が出る。

思い込みかもしれないが、そう考えたほうが人生、前向きになれる。

統計学的にもおそらく、〝晴れ男〟も〝雨男〟も、晴れの確率に有意差はないと思われるが、要は物事の考え方である。

そういえば、京セラ創業者の稲森和夫さんも、近著『心。』（サンマーク出版）のなかで、自分は〝晴れ男〟だと書いておられた。


この日も当然のように晴天だった。

２０１９年10月１日、縁あって、12年半勤めた京都大学肝胆膵移植外科・臓器移植医療部准教授の職を辞して、東京都中央区の聖路加国際病院消化器・一般外科部長として着任した。

一時期、静岡県の病院（島田市民病院）に勤務したことはあったが、箱根の山を越える（関西からすれば）のは初めてだった。

東京へは、学会や会議などで数え切れないくらい来ていたが、まさか自分が東京の病院に勤務するとは夢にも思っていなかった。

しかし、思い起こせば、北陸の福井県福井市で生まれ、小学校・中学校・高校と学生時代を送っていたころ、テレビで見る東京の都会の映像やマンション群に強い憧れを抱いていた。

けれど、京都大学に入学してからは、その自由な校風や京都のゆったりとした時の流れがむしろ心地よく、そんな憧れは消散していった。

それどころか、京都に来てよかった、と心底から思っていた。

ここで、私の大学卒業後の経歴を振り返ってみたい。日本経済新聞的にいえば、「私の履歴書」である。

私は、１９８７年に京都大学を卒業し、京都大学医学部附属病院の外科に入局（会社でいえば入社のこと)した。

1年間、大学病院で研修した後、兵庫県北部の豊岡市にある公立豊岡病院に赴任し、外科医としての基礎を学んだ。

公立豊岡病院は地方の基幹病院であり、消化管穿孔や急性虫垂炎などの緊急手術から胃がん・大腸がん・肝臓がんなどの手術まで、多くの手術を執刀できた。

また周囲には、城崎温泉や神鍋高原、出石、日本海、天の橋立などがあり、公私ともに楽しい外科医生活を送ることができた。


4年後(1992年)、京都大学第一外科の大学院に入学した。

当時は、外科や内科といった大きな科は、第一外科、第二外科、第一内科、第二内科など、いわゆるナンバー外科、ナンバー内科に分かれており、患者さんからすれば、どの科がどの臓器、どの疾患の診療をしているのかがわかりにくかった。

また、異なる科で同じ臓器の臨床や研究をしていることも多かった。

実際、当時の京都大学第一外科は、食道・胃・大腸・肝臓・膵臓などの消化器がんと乳がんの診療・研究を広く行っていた。

一方、京都大学第二外科は、肝臓がんが中心であったが、消化管のがんや乳がんの診療・研究も行っていた。

したがって、両科の違いはほとんどなかった。

違いといえば、第二外科では肝移植と小児外科を行っていたことくらいであった。

そこで近年、患者さんがどの科に受診したらよいかをわかりやすくするため、全国的に外科であれば消化管外科、肝胆膵移植外科、心臓外科、呼吸器外科など、内科であれば循環器内科、血液内科、内分泌・糖尿病内科、腎臓内科など、対象疾患をわかりやすく明示するようになり、それぞれ医局も細分化されるようになった。

私は肝臓外科に興味があり、第一外科と第二外科のどちらの大学院に入学するか迷った。

ただし、大学でずっと臨床や研究を行う気はまったくなく、将来、郷土に戻ろうと思い、郷土の病院を関連病院にもつ（当時は、関連病院ごとにどの科から医師を派遣するか厳密に決まっており、福井市にある病院は第一外科から医師が派遣されていた）、第一外科の大学院に入学した。

京都大学では、大学院に入学後、3カ月間、病棟勤務をするシステムだった。

第二外科は日本における肝移植のメッカであり、第二外科の外科医のみならず、国内外から多くの外科医が肝移植の手術や周術期管理などの勉強に来ていた。

集中治療室のみならず、第一外科の病棟にも肝移植の患者さんが入院していることがあり、第二外科の肝移植担当の外科医が、昼夜問わず、手術着のまま忙しそうに（疲弊しながら）仕事しているのを日々、目の当たりにした。

明らかに何日も家に帰っていないような外科医もいた。

その姿を見て、敬意を表するとともに、「大変だなあ。僕にはできないなあ。やっぱり第一外科を選んでよかった」と心底思った。

私は第一外科の大学院で、肝臓に関する研究を行った。遺伝子導入の手法を用いて、肝細胞増殖因子（肝臓の再生を促進したり、肝障害を抑制する物質）を高濃度に産生する線維芽細胞を樹立し、それを脾臓に移植し、肝臓に高濃度の肝細胞増殖因子を持続的に供給するシステムを開発し、論文を書き、博士号を取得した。

その後も数年間、研究生活を送った。

最近は、大学医局（会社に相当する組織）に属さない医師も増えたが、医師は通常、いずれかの大学医局に所属する。

以前ほど、「白い巨塔」や「ドクターX」（こちらはコミカルだが）で描かれているような大学教授の権威（権力?）がなくなったとはいえ、人事の最終決定権は教授にある。

私は、第一外科の医局に属していたため、大学院修了後の進路は、当時の教授に決定権があった。

1999年から第一外科の助手（現在は助教という）として2年間勤務し、静岡県の島田市民病院に3カ月赴任した後、2001年4月より滋賀県の大津市民病院に赴任した。

赴任の挨拶に伺った際、エントランスも病棟もホテルのようにきれいで、第一印象がとてもよく、こんな病院で働きたいなと思った。さらに、廊下の照明は間接照明で、病室の窓は障子とガラス窓の二重構造であり、和の雰囲気がある病院だった。また、大津市の高台にあるため、病室やエレベーターホールから広大な琵琶湖が眺められ、心が癒やされた。

実際働いてみると、診療科の垣根が低く、メディカルスタッフも親切で、とても働きやすい病院だった。

しかし、一点、問題があった。外科部長が、今の時代であればパワーハラスメントで訴えられてもおかしくないくらい理不尽に部下や他科の医師を罵倒する先生だった。

今どき、こんな先生もいるのだなあと驚いた。

とくに手術中の罵詈雑言は聞くに堪えず、赴任して1週間で辞めようかと思った。

しかし、ここで辞めては自分の負けである、辞めるべきは部長なのでは？　と考え、思いとどまった。

そんな怖い部長であったが、手術は大変丁寧で、勉強になった。また、根は優しく、患者さん思いだった。いったん病院を出ると、パチンコが大好きな普通のおじさんで、どこか憎めなかった。

そんな部長の下で6年間働き続けられたので、これからはどんな上司の下でも働けるなあという妙な自信もできた。

「石の上にも三年」というが、「怖い部長の下で6年」過ごせた。

２００6年10月、大津市民病院で機嫌よく臨床や学術活動を行っていた私のところに1本の電話が鳴った。

京都大学肝胆膵移植外科の上本伸二教授（当時）からである。

「海道君、来年4月に大学に戻ってきませんか？」

私は瞬時に、「肝移植をすることになるのかな？　大変そうだし、いやだな」と思った。

そこで、教授に先手を打つつもりでこういった。

「私は、肝臓外科を担当すればよいですよね？」

すると教授は、「いや、海道君には肝移植をやってもらう」とおっしゃった。

どうしようか。受けるべきか、断るべきか……。

私はほとんどの外科手術は経験したが、経験したことのない手術が肝移植であった。

外科医はいろいろな手術をしたい生き物である。まあ、1年くらい肝移植を勉強するのもよいかと思い、「わかりました。よろしくお願いいたします」と返事をして、電話を切った。

この判断が、私の外科医人生とその後の運命を大きく変えた。

冒頭で述べたように、私は〝晴れ男〟である。

教授からの電話の半年後、私が京都大学肝胆膵移植外科に異動した2007年4月1日も晴れだった。医学部や病院構内の桜が満開だった。

京都大学肝胆膵移植外科では、その名のとおり、肝臓がん・胆道がん・膵臓がんの手術や肝移植を行っている。

大学に異動した当初、上本教授の言葉どおり肝移植チームに配属された。肝移植は初めてで、まったくの素人であった。対象疾患も、肝細胞がんやウイルス性肝硬変以外に、原発性胆汁性肝硬変や原発性硬化性胆管炎など、内科的疾患がほとんどであるため、初めての疾患が多かった。また、周術期管理も独特だった。

当時、40代半ばにさしかかるころだったが、その年齢から始めるような医療ではないと思った。

さらに、前述のように、京都大学外科は、当時、第一外科と第二外科に分かれており、肝移植は第二外科（その後、移植外科が独立）が行っていた。

私が公立豊岡病院に赴任していたころ、京都大学第二外科で本邦2例目の生体肝移植が行われた。

私は肝臓外科を専門にしようと思っていたが、将来のことを考え、第一外科の大学院に入学し肝臓の研究をした。そのため、私は一生、肝移植に縁はないと思っていたし、第一外科を選んでいたのでそれでよいと納得していた。

しかし、2004年に京都大学外科の再編が行われ、ナンバー外科から臓器別外科に再編された。消化管外科、肝胆膵移植外科、乳腺外科である。肝胆膵移植外科には、第一外科と第二外科、移植外科で肝胆膵外科や肝移植を専門に行ってきた医師が集まり、新たな講座としてスタートした。

したがって、大学院生のころから肝移植に携わってきた才能あふれる優秀な後輩が何人もいた。

これは場違いなところに来たなあ、と思った。江戸時代の大名に例えると、彼らは第二外科・移植外科出身の親藩・譜代で、私は第一外科出身の外様である。彼らにしてみれば、「誰、あの人？」「どうして、大学に戻ってきたの？」「何をするの？」という感じであっただろう。

実際、私自身もどうして上本教授から大学に戻るようにいわれたのか、いまだに理由がわからない。

なぜなら、上本教授とは一緒に仕事をしたことがなく、私が京都大学第一外科の助手のころに、廊下で「おはようございます」とご挨拶したことが唯一の接点だったからである。

そこで、こう考えた。肝移植のメインである華やかなところ、つまり手術に関する発表は、親藩・譜代の先生方に任せよう！　そして、外様である私は、誰もやっていなかった、やりたくなかった、手術以外の「周辺領域」の研究や発表をしよう！　と。


私が最初に取り組んだのは、「肝移植におけるクリニカルパスの作成」であった。

クリニカルパスとは、患者さんが入院されてから、どのような検査や点滴をして、いつから食事をして、いつごろ退院するかという、おおよその流れを定めたものである。

当時、種々の術式においてクリニカルパスが作成されていた。

しかし、術後経過に個人差が大きい肝移植では無理だ、作るのが大変だ、との考え（先入観?・)で作成されていなかった。

そこで、生体肝移植ドナー(臓器提供者)・レシピエント(患者)の周術期管理について、検査、処方(注射、内服)、栄養、リハビリテーションなどを表にしてまとめ、クリニカルパス(以下、パス)を作ってみた。

パスは、なるべくシンプルなほうがよいと考え、簡潔にした。

さらに、肝移植には、血液型一致・適合移植と不適合移植があり、術前の処置や術後の免疫抑制療法が異なるが、どちらでも使えるようなパスを作成した。この作業により、肝移植周術期管理を覚えることができ、「見える化」することができた。

次に、パス運用後の遵守率、すなわちバリアンス評価をしてみた。

主要評価項目(経腸栄養開始、歩行開始、ICU退室、腹腔ドレーン抜去、食事開始)の5項目とも平均日数±1SD〔standard deviation(標準偏差)〕以内を「遵守」、少なくとも1項目が平均日数±1SD超を「変動」、術後在院日数が2カ月以上を「逸脱」、早期にパスの運用ができなかった症例を「脱落」と定義し、割合を調べてみた。

すると、「遵守」は46％、「変動」は22％、「逸脱」は18％、「脱落」は14％で、合格ラインといわれる「遵守」と「変動」を合わせると68％と、3分の2以上の症例でパスを運用できた。

さらに、パス運用前後で術後アウトカムを比較すると、経腸栄養開始、歩行開始、術後在院日数の3項目において有意に短縮し、さらに全項目で標準偏差が短縮した。

すなわち、パスの運用により、症例間のばらつきが小さくなり、術後経過の均一化が図られたのである。

また、パス運用後、レシピエントのコストが有意に削減され、とくに遵守例で有意にコストが低額であった。

この結果は、和文論文にして発表した。

何でも興味をもって取り組んでみると面白いし、結果が出るものである。

何より、術後在院日数が短縮されて患者さんのためになった。

上司の江川裕人准教授（現・東京女子医科大学消化器外科学教授）からは、「こんなテーマでも論文になるんやなあ」とほめて（?）もらった。

実は、クリニカルパス作成よりも先に取り組んだことがある。

それは、紹介患者の返信のひな形作成である。

大津市民病院では、電子カルテ上にいろいろな文書のひな形があり、紹介患者の外来受診時や退院時の返信にはそれらを利用していた。

しかし、京都大学医学部附属病院では、電子カルテをいくら探してもそれらは見当たらなかった。同僚に聞くと、「そんなものはないですよ」とのことで、皆、いちいち書き出しと結びの決まり文句を入力していた。これでは効率が悪い。

そこで、外来受診時や肝移植面談時の返信など、いくつかのパターンの返信ひな形を作成して、電子カルテ内に入れたところ、とても重宝された。

現場のニーズに気づいて、改善したのである。

これが、京都大学に戻って初めての仕事であった。


肝移植の「周辺領域」には、これまで誰も取り組んでこなかったテーマがたくさんあった。

栄養、感染、サルコペニア、リハビリテーションなどである。

実はこれらこそが、肝移植成績を向上させるカギだったのである。

肝移植手術の技術はほぼ完成していたため、手術のみで肝移植成績を向上させるのには限界があった。これら「周辺領域」の意義を明らかにして、介入することが、ブレークスルーとなった。

次章以降で詳細を述べるが、これらについても種々の臨床研究や解析を行った。信念は、「患者さんのベネフィットのために!」である。

当時、外科医で賛同してくれる人はごく少数であり、私の考えを理解してくれる管理栄養士や理学療法士たちと一緒に、コツコツと臨床研究を進めていった。

同僚は、何をやっているのだろう、と思っていただろうが、「患者さんのベネフィットのために!」の信念のもと、ぶれずにやり続けた。

すると、移植後早期死亡の最大の原因は感染症であり、移植後感染症死亡の独立危険因子が術前低栄養であるなど、さまざまなことが明らかになってきた。

その結果に基づき、術前・術後に栄養介入を行うことで術後アウトカムが向上することがわかると、周囲も徐々に賛同してくれるようになってきた。

その後、同僚の外科医や他科の医師、メディカルスタッフなど、同じベクトルをもつ方々と共に実践することで、京都大学全体で大きな流れになり、チーム医療が形成されていった。

パナソニック創業者の松下幸之助さんは、次のようにおっしゃった。

「人生成功のカギは、あなたの心の中にある。素直な心とは、私心にとらわれない心、広い寛容の心、すべてに学ぶ心。それが、あなたの人生を変えるのです」

もし私が、自分の名声や私利私欲のためにいろいろな取り組みを行っていたら、誰もついてこなかっただろうし、成功していなかっただろう。

「患者さんのベネフィットのために！」の信念のもとに行っていたからこそ、周囲の賛同が得られ、大きな流れになったのだと思う。

京都大学でチーム医療を確立した後、2019年10月1日より、聖路加国際病院消化器・一般外科部長として、外科医人生の新たなスタートを切った。

新たな挑戦である。

東京で仕事をするのも、生活をするのも初めてであったが、不安はまったくなかった。元来、ポジティブで楽天的な人間である。

さらに、消化器・一般外科のスタッフやレジデント、秘書の佐藤直子さん、京都大学の先輩でいらっしゃる福井次矢院長(当時)、他科の諸先生方、メディカルスタッフの方々、事務の方々にとても親切にしていただいたおかげで、自然に溶け込むことができた。

聖路加国際病院の皆さんに感謝である。

住まいに関しては、満員電車通勤は避けたかったので、徒歩通勤できるところにマンションを借りた。

毎朝、47階建ての聖路加タワーや隅田川の流れ、水面に浮かぶ水鳥の姿を目にし、「こんな景色を見ながら通勤できるなんて幸せだなあ」と思いつつ出勤している。

夜は、並び立つ高層マンションの夜景や隅田川を行き交う屋形船を見ながら、「こんな景色のなかで家に帰れるなんて幸せだなあ」と思いながら家路についている。

京都市は高さ規制があり、中心部には高層ビルは建設できない。
このような景色を見ながら通勤できることに感謝である。

私は、へるす出版編集部からの依頼で、2013〜2014年にかけ、月刊誌『消化器外科』に「外科医の外科医による外科医のための学会発表12カ条」のタイトルで、1年間、連載を執筆した。

おわかりであろうが、このタイトルは、リンカーンの名言からもじった。

連載中、いろいろな方からお言葉をいただいた。

日本大学消化器外科教授（当時）の高山忠利先生からは「消化器外科の学会発表12カ条、読みましたよ！　たまたま医局にあった雑誌を見て、タイトルが面白かったので開いたら、先生だった！」とのメールをいただいた。

名古屋大学大学院腫瘍外科教授（当時）の梛野正人先生からは、学会でお会いした際、「毎号、楽しく読んでいます」のお言葉をいただいた。

連載終了後は、加筆修正し、外科医以外にも、プレゼンテーションの機会があるすべての方に参考になると考え、『外科医の外科医による外科医以外にもためになる学会発表12カ条』（へるす出版）のタイトルで単行本を出版した。

出版後、「12カ条、読みましたよ！」

「12カ条を読んでから、スライドの作り方が変わりました」

「先生のいわれる方法でスライドを作って発表したら、とてもわかりやすいとほめられました」

「先生の本を読んで、学会発表しっぱなしではなく、英語論文を書くようにしました」

「学会発表のみならず、人生においてもためになる本でした」

などなど、多くのありがたい言葉をいただいた。

皆さんに喜んでいただき、こんなにうれしいことはない。

その後、へるす出版をはじめ、種々の出版社から連載や単行本出版の依頼を受けたが、もう少し時間ができたら、とお断りしていた。

2019年夏、再度、へるす出版編集部から連載の依頼を受けた。

大学から市中病院に異動したら、少し時間ができるかもしれないと思い、お受けした。ちょうど、異動のタイミングでお話をいただいたのも何かの縁である。

また、外科医になって30年余が経過し、前回の連載以降に新たに見聞きし、考え、取り組んだこともたくさんある。

数年ぶりに、私の外科医として、また社会人としての考え方、仕事に取り組む姿勢など、いろいろなことを若手外科医のみならず、さまざまな業種で部下をもつ方にお伝えし、参考にしていただくよい機会であると考えた。

本章は、聖路加国際病院の旧館6階の一角にある私の部屋で執筆している。

旧館は1933年に建築されたが、第二次世界大戦中、米軍が終戦後に当院を米軍の病院として使用しようと考え、空爆しなかったそうである（**図1**）。そのため、今でも当時の姿をとどめている。

内部には、礼拝堂や石で作られた階段などがあり、とても趣がある（**図2**）。

また、旧館の前には小川が流れる広場があり、私も天気のよい日には気分転換に散歩し

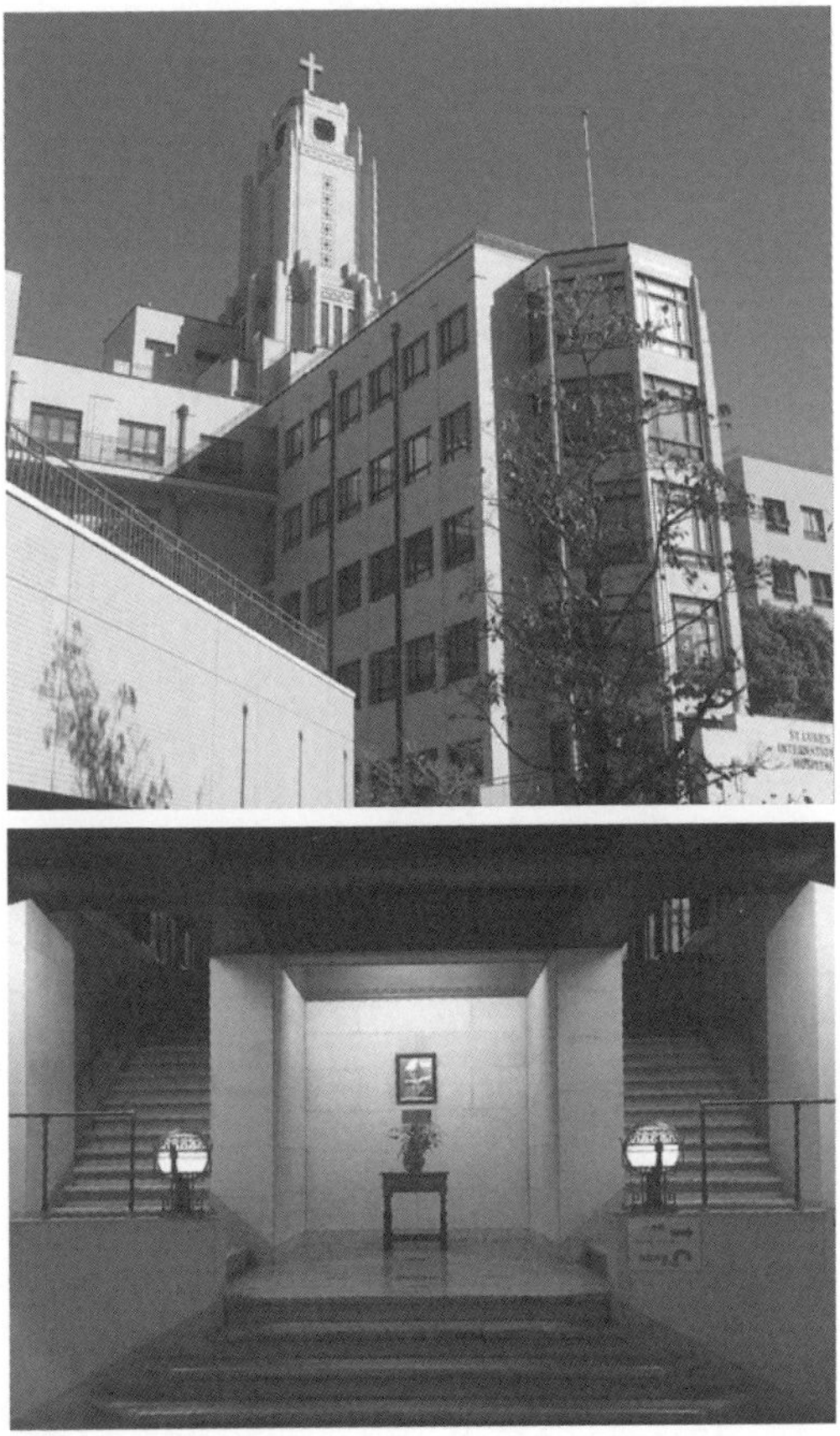

図1

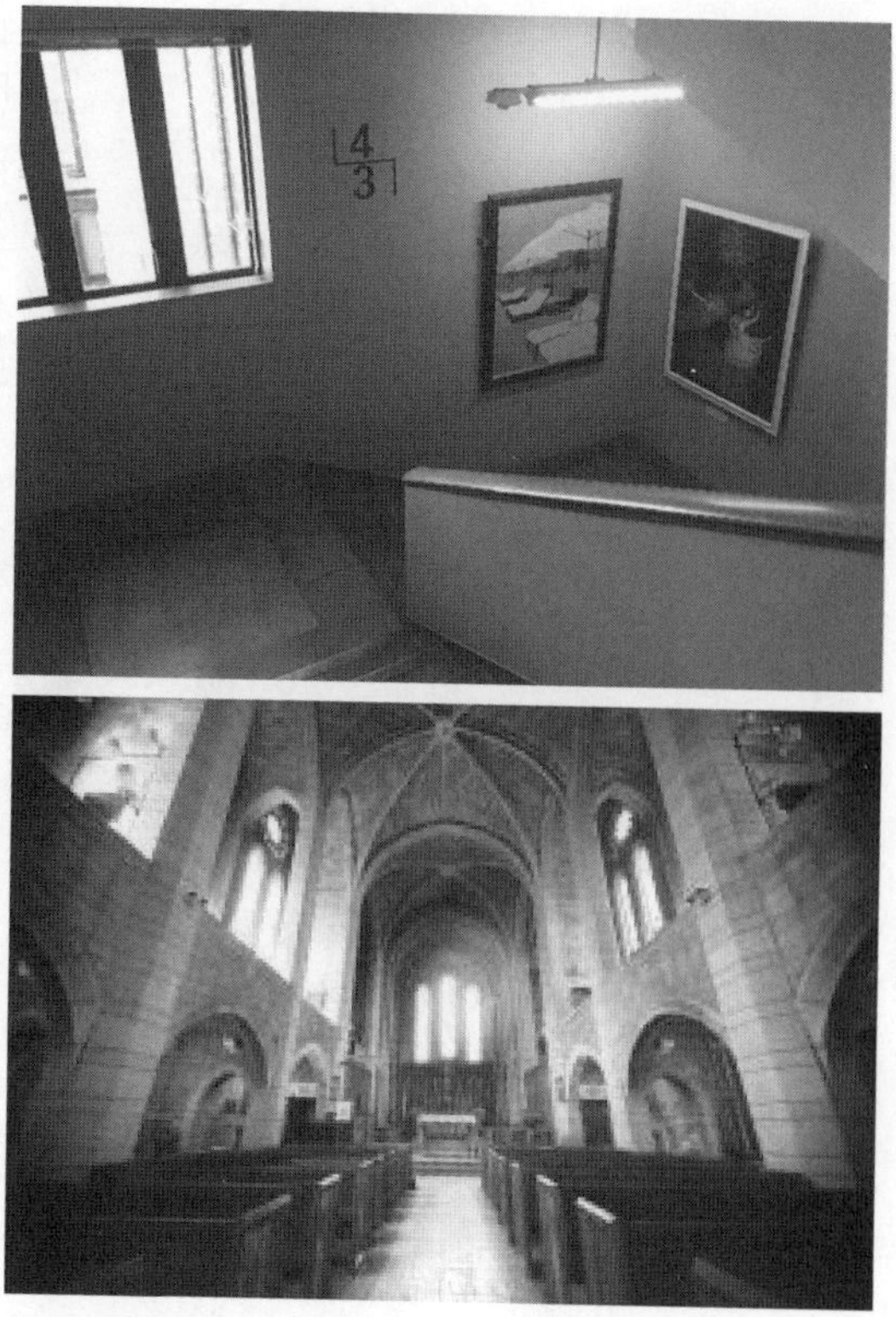

図2

ている。

さらに敷地内には、芥川龍之介の生誕の地や立教学院・慶應義塾・女子学院などの発祥の地、『解体新書』を翻訳した地、米国公使館跡地などがあり、歴史と文化にあふれた土地である。

まさか、このような素晴らしい環境で日々働くことができるなんて、数カ月前までは思ってもみなかった。

この幸せに感謝したい。

そう考えると、私の人生そのものも〝晴れ男〟なのかもしれない。

第2章

日本一の外科を目指して

第1章で、2019年10月1日に聖路加国際病院に異動し、「新たな挑戦」が始まったと述べた。

着任早々、私の新たな大切な仲間である消化器・一般外科の医局員に抱負を述べた。


「日本一の外科を目指そう!」


「日本一の外科」なんて、そんな無理なことを、という意見もあろう。

しかし、抱負は多少大きくてもよい。そもそも抱負とはそんなものである。

以前、「2位じゃダメなんですか?」といった政治家がいたが、最初から「2位を狙います」といったら、まず2位にもなれない。

「1位を目指そう!」と宣言することで、うまくいけば1位になれ、1位になれなくても2位になる可能性があるのである。

だから、目標は高く掲げるべきなのである。

「日本一の外科」には、いろいろな意味がある。

手術件数、手術の質、教育、楽しさ、幸福度などである。

手術件数に関しては、当院は520床とそれほど大規模な病院ではなく、また、近くに国立がん研究センター中央病院やがん研有明病院など、がん診療に特化した全国区の病院があることから、がんの手術件数においては日本一は難しい。

実は私も、がんの手術件数で日本一になろうとは考えていない。

手術においては、件数も大切であるが、中身、すなわち「量より質」のほうがもっと大切である。ただし、医局の活性化や若手の教育、臨床研究遂行などのためには、手術件数は多いに越したことはない。

当科のこれまでの手術件数をみても、がんの手術件数においては、がん専門病院の足元にも及ばない。

しかし、毎年、右肩上がりにがんの手術件数を増やすことは可能である。

私の専門は肝胆膵移植外科（肝臓や胆嚢・胆道、膵臓の疾患や肝移植）である。そこで、部長としての責任上、とくに、悪性疾患である肝臓がん、胆道がん、膵臓がんの手術は、必ず毎年、手術件数を増やしていきたいと考えている。

実際、2019年10月に着任後、肝胆膵外科症例の紹介が増え、毎週のように肝切除や膵切除を行っている。

2日連続で膵臓がんに対する亜全胃温存膵頭十二指腸切除術（膵臓は膵頭部、膵体部、膵尾部の3つに分かれ、膵頭部にあるがんの場合、膵頭部と十二指腸、小腸の一部、胃の一部、胆嚢と膵臓側の肝外胆管を切除し、小腸と膵臓、胆管、胃をつなぎ合わせる手術のことで、膵臓外科のなかではもっとも大きな手術である。英語でsubtotal stomach-preserving pancreaticoduodenectomyということから、SSPPDと略される）を行った週や、胃や横行結腸間膜に浸潤する進行膵尾部がんに対し、膵体尾部切除（膵体部と膵尾部と脾臓を摘出する手術）・胃部分切除・横行結腸部分切除を施行した翌日にSSPPDを施行した週もあった。

これくらいの手術頻度は、大学病院やがん専門病院では普通のことかもしれない。

私の前任地である京都大学肝胆膵移植外科は、日本でもっとも多いといわれるくらい外科医の数が多く、部下に肝胆膵外科高度技能専門医（肝胆膵外科の難度の高い手術をより安全かつ確実に行うことができる外科医師を育てるという趣旨で、日本肝胆膵外科学会が発足させた制度）を取得させるべく、自分が執刀したいという気持ちを抑え、前立ち（執刀医の向かい側に立って手術を指導する、もしくは手伝いをする外科医のことで、第一助手という）に徹し、部下に執刀させる必要があった。

これはこれでよいことである。

以前は、とくに大学病院においては、教授や准教授にしか執刀の機会がなかった。これでは、中堅・若手外科医のモチベーションが高くなるわけがない。

その反省からか、最近は、多くの大学病院や基幹病院において、若手に多くの執刀機会を与えるという方針になってきた。若手のモチベーションを上げるにはこうすべきである。

しかし、本音をいえば、私のように手術が好きな外科医、手術をたくさん行いたい外科医にとってはハッピーな環境ではなかった。

一方、聖路加国際病院では、肝胆膵外科高度技能指導医（前述の肝胆膵外科高度技能専門医を育成する資格をもつ医師）は私だけであること、着任当初であり、当科や他科の医師、メディカルスタッフの信頼を得ることが大切であること、症例数を増やすには、当院で手術すれば安全かつ早期に退院できるという実績を上げる必要がある、などの理由から、がんを含む肝胆膵外科の手術はすべて私が執刀した。

例えば、他院で切除不能と診断され、私のもとに紹介された遠位胆管がん（肝臓で産生された胆汁を肝臓から十二指腸に運ぶ胆管の十二指腸側に発生したがんのことで、本症例は肝内胆管への浸潤が疑われ切除不能と判断された）の70代後半の方や、高齢のためbest supportive care（緩和ケア治療）と診断され、メタリックステント（手術ができないと判断された場合、がんで胆管が狭くなったところを広くするために留置する金属製の筒）を留置した80代の遠位胆管がんの方も治癒切除ができた。

2人とも合併症なく、術後約2週間で退院でき、お元気に術後1年以上、外来通院中である。

ご本人はもちろん、ご家族もとても喜んでおられる。

われわれ外科医にとって、もっともうれしいことである。

大津市民病院時代（2001～2007年）は、消化器外科（上部消化管、下部消化管、肝胆膵、急性虫垂炎、肛門疾患など）に加え、乳腺外科、ヘルニア、緊急手術とあらゆる手術を執刀していたため、今の毎週手術できるという感覚はとても懐かしい。

したがって、聖路加国際病院に異動してから、外科医としては大変ハッピーな日々を送っている。

異動後、はや1年半が経過し、すでに実績を上げ、周囲の信頼を得ることができたと思う。

今後は手術難度の低い症例から、徐々に若手外科医に執刀の機会を与え、多くの肝胆膵外科高度技能専門医を育成していきたい。

手術は、術者以外に第一助手、第二助手、大きな手術であれば第三助手の3人か4人で手術することが多い。

第一助手や第二助手として、上級医の手術を見たり、トラブルシューティングの実際を学んだりすることは非常に重要であり、貴重な財産になる。

私も、2007年4月に京都大学肝胆膵移植外科に帰学した当時、上級医の肝移植の手術を必死に見て、すぐに自分で手術記録（腹腔内の所見や手術手技・手順などを記載したレポート）を書いて、肝移植の手術を覚えた。

先ほど、多くの大学病院や基幹病院においては、若手に執刀機会を多く与えるというのが最近の方針であり、若手のモチベーションを上げるにはこうすべきであると述べた。

しかし、批判を恐れずにあえていうならば、親鳥がくちばしを開けた雛鳥に餌を運ぶ（＝上司が部下に自動的に執刀機会を与える）ような、また雛鳥はくちばしを開けていれば親鳥から餌をもらえる（＝部下は当たり前のように執刀機会が与えられる）ような指導方法は決してよくないと思う。

やはり、どんな世界においても、本人の能力やセンス、仕事に対する姿勢が大切である。そのためには、人一倍、汗をかいて努力しなければならない。

そして上司は、その姿勢や能力をみて、そろそろチャンスを与えようと判断したときに、手術機会を与えるべきだと考える。

これこそが、真の意味での「機会均等」ではないだろうか。

この考えは、外科医のみならず、あらゆる仕事に通じると思う。

阪急東宝グループ（現・阪急阪神東宝グループ）の創業者である小林一三氏（1873～1957年）は次のようにおっしゃった。

「下足番を命じられたら、日本一の下足番になってみろ。そうしたら、誰も君を下足番にしておかぬ」

ここでいう下足番とは、仕事の難度としては低く、誰でもできる仕事という意味であろう。

その下足番にとって、客が帰るときに下足を用意するのは最低限の作業である。

しかし、それだけで終わらず、タイミングよく下足を用意する、靴を磨いておく、履きやすいように手元に靴べらを用意しておくなど、日本一といわれるくらいさまざまな工夫をするのである。

そんな工夫ができる人物を周囲はきちんと見て評価する。放ってはおかない。その人の能力をもっと活かせる仕事を与え、登用するのである。

また、ソニーの創業者である井深大氏（1908〜1997年）はこうおっしゃった。

「仕事の報酬は仕事である」

この意味を彼は次のように述べている。

「いい仕事を続けていると、面白い仕事がまわってくるようになるんだよ。つまんなくても何でも、目の前にある仕事を大事にこなしていくことが、一番大切なことだよ」

2人とも異口同音のことをいっておられる。

手術も同じである。外科医が最初に執刀する腹部手術は、急性虫垂炎（いわゆる盲腸）や鼠径《そけい》ヘルニア（両足の付け根付近の筋肉の弱い部分や、生後閉じるべき腹膜の袋が閉じずに残っており、腸が脱出する病気）であることが多い。

それらを執刀させてみて、術前準備を怠っていないか、解剖を把握しているか、手術の技量に問題はないか、手術記録をきちんと書いているか、術後管理をきちんと行っているか、などの観点で上司は部下を評価するのである。合格と判断すれば、次に腹腔鏡下胆嚢摘出術、胃や結腸の手術……、と徐々に難度の高い手術を執刀する機会を与えていく。

ビジネスの世界も外科の世界もまったく同じである。

とくにがんに対する手術の場合は、手術の巧拙によって、患者さんのquality of lifeはもちろん、生死や予後までが決定される。したがって、いい加減な手術は決して許されない。

だからこそ、上司は部下に同じように執刀機会を与えるのではなく、正しく部下の能力やセンス、仕事に対する姿勢などを見極めて、執刀機会を与えるべきである。

そして、いったん任せた以上は、部下が術中に失敗したり、術後に合併症をきたしたりしても、決して部下を責めず、適切にフォローし、上司が全責任をとるべきである。

手術や術者についての考えを熱く語っているうちに長くなってしまった。話を手術件数に戻そう。

実は当院に着任するまで、聖路加国際病院は、主として待機患者の手術を行っており、救急はほとんど行っていない病院というイメージがあった。

しかし、実際はまったく異なっていた。驚くべきことに、救急車の搬送台数は東京都内で一番多いのである（2019年度は1万6657台）。

さらに、当院は伝統的に鼠径《そけい》ヘルニアや腹壁瘢痕ヘルニア（腹部手術創の筋膜縫合部が緩んだ箇所から腸管や脂肪が脱出し、腹部が膨らむこと）の手術件数が多く、加えてロボット手術も導入しているため、全国から患者さんの紹介がある。

また、ぜひとも聖路加国際病院で手術を受けたいとの希望で、国内はもとより海外からの紹介もある。今日も、中国から肝門部領域胆管がんの方の紹介があった。

したがって、がんのみならず、急性虫垂炎、消化管穿孔、腸閉塞、急性胆嚢炎、ヘルニアなどの良性疾患に対する手術が非常に多いという特徴がある。

だからこそ、全国から多くの向上心あふれる優秀なレジデントが集まってくるのだと思う。

こういったことから、聖路加国際病院は、東京の中心にある、急性期疾患から良性疾患、がんまで診療する、「東京一の総合病院」といってよいであろう。

そうすると、当科は「東京一の総合外科」となろうか？

名実ともにそうなれるよう、外科スタッフやレジデントが一丸となって、今後も真摯に努力を続けたい。


次の日本一は、手術の質である。

手術の質を評価することは難しいが、術中出血量や術後成績、術後合併症発症率は尺度となろう。

また、第12章で述べるように、術後在院日数も手術の質の指標となり得るだろう。

私は、２０２０年の年始にあたり、当院外科の抱負の一つに、「zero mortality, less morbidity（手術死亡率をゼロにし、手術合併症をなるべく減らす）」をあげた。

今は一か八かの手術をする時代ではない。全身状態を含む正確な術前評価に基づき、手術の妥当性、安全性、耐術能を客観的に判断し、周到な準備を行い、手術を施行すべきである。そのうえで、丁寧で質の高い手術と周術期管理を行えば、zero mortalityは実現できると思う。

一方、合併症はゼロにはできない。

しかし、手術に起因する合併症は防ぐことが可能である。

先日も、SSPPD術中、膵管空腸吻合（膵臓と小腸をつなぐこと）と胆管空腸吻合（胆管と小腸をつなぐこと）終了後、「さあ、あとは胃空腸吻合（胃と小腸をつなぐこと）で終わりだ」と思っていたところ、膵管チューブ（術後、膵臓と小腸をつないだ箇所にすき間ができてしまった場合、膵臓が正常に機能していると、多くの膵液が漏れ、動脈性出血をきたし致命的になることもある。したがって、それを予防するために、膵液を体外に誘導し、もし膵液が漏れても重症化しないようにするため膵臓の中の膵管という管に挿入するチューブ）が逸脱していることに気づいた。

Soft pancreas（残す膵臓が正常の場合、膵臓は軟らかく、膵液を多量に分泌する）かつ膵管径が3ミリと細かったため、膵液ろう（術後、膵臓と小腸をつないだ箇所が漏れること）

のハイリスク症例であり、「絶対に抜けないようにしようね」といって、膵管チューブの上に〝風呂敷ガーゼ〟(約30センチ四方の大きなガーゼを重ねて分厚くしたもので、その形状から風呂敷ガーゼと呼ぶ)を被せ、皆で細心の注意を注いでいただけにがっかりした。

とくに本症例は、内臓脂肪肥満かつ体型的に吻合部が深く、さらに小腸が浮腫状であったため、膵管空腸吻合と胆管空腸吻合が困難で、やっとこれらの吻合を終えたところだった。

京都大学時代、部下が手術中、同様に膵管チューブが逸脱し、膵管空腸吻合部の対側の空腸を切開し、うまく再挿入できたことがあった。

そこで、部下が行ったように、膵管空腸吻合部の対側の空腸を切開し、膵管チューブの再挿入を試みたが、小腸粘膜が浮腫でむくんでおりできなかった。

このまま膵管チューブなしとするか、それとももう一度吻合をやり直して膵管チューブを挿入するか。

どちらもリスクはあったが、外科医は術中にベストを尽くすべきである。

本症例は膵液ろうのハイリスク症例であり、膵管チューブを挿入したほうが、たとえ膵液ろうをきたしてもminor leakage(小さな漏れのこと。それに対して、大きな漏れは

major leakageという）ですむであろう。そう考え、主膵管や膵実質を損傷しないよう丁寧に膵管空腸吻合部の糸を切離し、再吻合して、膵管チューブを挿入し得た。

その結果、術後、minor leakageはあったものの、major leakageをきたすことなく術後15日目に退院された。

手術中に決して手を抜かず、頑張った甲斐があった。

手術成績を規定する因子には、がんの進行度、術前全身状態、手術、周術期管理などがあるが、何といっても手術が大切である。

ヤクルトや阪神、楽天で監督を務められた野球評論家の故野村克也氏が好んで使っておられた言葉に、「勝ちに不思議の勝ちあり、負けに不思議の負けなし」がある。

手術における負けとは、在院死亡や合併症である。合併症が起きる原因はほぼ手術にある。だからこそ、外科医は細心の注意を払って、丁寧に剥離や吻合、止血などを行わなくてはならない。

私はいつも若い外科医にこういっている。

「患者さんの術後経過がよいと、患者さんはハッピー、家族もハッピー、医師もハッピー、看護師もハッピーだよ。だからこそ、外科医は絶対に手術中に手を抜いてはならない。完璧な手術をしなさい」

外科医の技量不足やミスによるmortalityやmorbidityは絶対にきたしてはならないのである。

この精神で手術をしていれば、「zero mortality, less morbidity」は必ず実現できると思う。

したがって、手術の質は、外科医の修練、技術、心がけにより、「日本一」になれると考えている。

次に、教育である。

当院は、1933年に全国に先立って米国式インターン・レジデント研修を開始した。そのため、以前より教育に定評があり、『内科レジデントマニュアル』や『外科レジデントマニュアル』（ともに医学書院）などの本を当院のスタッフが執筆・出版している。

また、レジデントを対象とした臨床や学術に関するセミナーや抄読会、英語での mortality & morbidity カンファレンスなどが、毎日のように院内のどこかで開催されている。

当院は全国から優秀なレジデントが集まってきているため、レジデントから学ぶことも少なくない。

このような環境で、私自身も大変勉強になっている。

私も着任早々、レジデントをはじめとする医師やメディカルスタッフの教育になればと思い、抄録やスライド、英語論文の作成法について、院内で講演した。

先日も、外科の医局や麻酔科の医局でスタッフやレジデントを対象に講演し、好評であった。

さらに、周術期の栄養・リハビリテーション療法に関する講演や、モチベーション向上に関する講演も行った。

しかし、何といっても手術が最大の教育である。

私は手術中、レジデントに対して積極的に解剖に関する質問や手術手順に関する説明を行い、看護師に対しても時々、解剖や手術手順に関する説明をしている。

もちろん、イライラしたり、怒鳴ったりなどしない。

私の手術に関するポリシーは、「楽しく、丁寧に」である。

おかげで、私の手術に入った人の多くは「楽しかったです」といってくれる。

また、あるシニアレジデントは、私と一緒に手術に入るようになってから、「初めて手術が楽しいと思えるようになりました」といってくれた。

ありがたいことである。

最近、エムスリーという医療関係者向けのサイトで、「現役医師が選ぶ、初期研修を受け直すなら選びたい病院は?」というアンケートがあった。

その結果、聖路加国際病院は全国1位であった。

また、『Newsweek』が選ぶ「World's Best Hospitals 2020 in Japan」(2020年)では、何と日本で1位であった。世界でも16位であった。

ちなみに、日本で2位は東京大学医学部附属病院、3位は京都大学医学部附属病院であった。

これも当院の長年にわたる教育システムや評判、ホスピタリティ、手術成績などが評価されてのことであろう。

しかし、これは日野原重明先生はじめ、これまでの先達の努力のおかげである。

つまり、これらは過去の「日本一」であり、病院としての「日本一」である。

現在・未来の「日本一」、ならびに外科としての「日本一」を目指して、今後も努力していきたい。


次は、楽しさである。

1日24時間のうち、一般的な睡眠時間を6〜8時間とすると、残りの16〜18時間の約半分は仕事の時間である。外科医であればもう少し長いであろう。

すると、起きている時間の半分以上は仕事の時間ということになる。それならば、楽しく仕事したほうがよい。その思いから、皆が楽しく仕事できるような環境作り、システム作りを心がけている。楽しく仕事や手術ができ、手術がうまくなり、学会発表や論文作成ができれば、外科医としてこんなに楽しいことはない。

私は2020年の当院外科の抱負(指令?)の一つに、「各自、英語論文1編以上」を掲げた。

大学病院に比べ、市中病院では英語論文を書く習慣があまりない。

しかし、『外科医の外科医による外科医以外にもためになる学会発表12カ条』(へるす出版)でも述べたように、「抄録を書いたらすぐに論文化」の手法をとれば、実現できると考える。この方法で、「各自、英語論文1編以上」を達成できるよう指導していきたい。

そして、「日本一、楽しい外科」にしたい。

最後に幸福度である。

部下の幸せは部下だけのものではない。部下の家族の幸せでもある。部下が楽しく幸せに仕事をすれば、配偶者や家族も幸せになるのである。

逆も然りである。

上司は、その責任を負っているのである。部下が多くなれば、その責任はさらに大きい。

だからこそ、われわれ上司は、部下が幸せになれるよう親身になって考える必要がある。

果たして、そのような覚悟をもった上司はどれくらいいるだろうか？　自分のことを優先して考えている上司が多いのではないだろうか？

私が京都大学第一外科の大学院に入学したころ、当時、助手でおられた有井滋樹先生（東京医科歯科大学肝胆膵外科名誉教授、神戸市立医療センター西市民病院院長）が、関西弁でこういわれた。

「海道、上司はなぁ、部下の倍、しんどい思いをしてちょうどええくらいなんや！」

この一言に、上司としてあるべき姿が凝縮されているといえよう。

私はなかなか有井先生の域に達することはできないが、部下が幸せな人生を歩めるよう、部下の倍、しんどい思いをして、全力を尽くしたい。

その結果、私の部下が「日本一、幸せな医局だ！」と思ってくれたら、部長としてこんなにうれしいことはない。

こう考えると、「日本一の外科」もあながち絵空事ではないかもしれない。

私は常々、人を大切にしたいと思っている。

職場においては、患者さんや医師、メディカルスタッフはもちろん、掃除のおじさん、おばさん、守衛さん、医薬情報担当者の方々など、皆に同じ態度で誠実に接している。

さらに、講演を聴いていただいた人、プライベートで出会う人を含めて、「私がかかわった人、出会った人は、皆、幸せになってほしい」と願っている。

したがって、聖路加国際病院の職員の皆さんにも、私と一緒に仕事をすることで幸せになってほしい。

もっといえば、「私がかかわった人」ということは、この本を手にとって読んでいただいている読者の皆さんもそうである。

ぜひ、本書を読んで、仕事におけるヒントを得て、ご自身もご家族も幸せになってほしい。

さて、これまで部下や周囲の人々の幸せについて述べてきて、ふと気づいた。

聖路加国際病院という素晴らしい病院で、優秀な部下と共に楽しく仕事でき、多くの手術を執刀でき、セミナーやカンファレンスで日々勉強でき、さらに部長として新たな方針やプロジェクトを立ち上げる権限や自由を任されている私こそ、もっとも幸福度が高いのではないだろうか。

当院の理念は、「キリスト教精神のもとに、患者中心の医療と看護を行うこと」である。

私は仏教徒であるが、聖路加国際病院の消化器・一般外科部長として働く運命を授けてくれた「神様」に心より感謝である。

第3章

与えられたポジションでベストを尽くそう！

医師にとって、社会人にとって、仕事をするうえでもっとも大切なことは何であろうか？私は、病院や会社に就職した以上、その場その場でベストを尽くすことがもっとも大切であると思う。ベストを尽くすことによって、仕事をいち早く覚えることができ、さまざまなものが見え、自分自身が成長する。外科医であれば、ベストを尽くしたことにより、手術症例数や成績、学会発表や論文数などにおいて、多くの結果を残すことができる。

したがって、「与えられたポジションでベストを尽くす」ことが大切である。

これは私の仕事におけるポリシーでもある。

さらに付け加えると、与えられたポジションで「不平不満をいわずに楽しく」ベストを尽くしてほしい。

社会人になると、仕事内容や人間関係において、いろいろな愚痴もあろう。

しかし、単に愚痴をいうだけではポジティブな変化は生まれない。愚痴をいう本人はともかく、それを聞かされる周囲の人たちは不快である。

また、どうせ仕事をするのであれば楽しく仕事するに越したことはない。すると、仕事に前向きに取り組むことができ、新たなアイデアが湧き、周囲にもよい影響を与えることができる。

私は若いころから、ビジネス書が好きだった。

そのため、大学院生のころも、本来通うべき京都大学医学図書館よりも公共の京都市左京図書館によく通った。

当時、もっとも影響を受けた本は、本田技研工業の創業者である本田宗一郎氏が書かれた『得手に帆あげて』(三笠書房)であった。

江戸いろはかるたの一つに「得手に帆を揚げる(ぐ)」がある。

得手とは、もっとも得意とすること、追い風という意味である。そうした得手の状態にあるときに「帆を揚げる」、すなわち船を前に進めるのである。

したがって、「得手に帆を揚げる」とは、「自分が得意なことを発揮できるよい機会を得たら、張り切って力を発揮する」ということである。

本田宗一郎氏は本の中で、人には得手不得手があるため、上司は部下の得意な点を早くみつけて伸ばしてやることの大切さや、不得手なことではなく得手なことを伸ばせるようにすればみんなが楽しい人生を送ることができるなどを説いている。

当時、大学院生であった私は、いろいろな基礎研究を行っていた。ただ私は外科医であり、基礎的なテーマより、臨床につながるようなテーマが好きだった。また、ラット（ネズミの一種で、しばしば動物実験に用いられる）の手術なども楽しかった。

そこで、臨床における重要な課題である肝臓の再生をテーマに選び、肝細胞増殖因子(hepatocyte growth factor：ＨＧＦ）に着目した。

第1章で述べたように、遺伝子導入の手法を用い、ＨＧＦを高濃度に産生する線維芽細胞を樹立し、それを脾臓に移植することで、脾静脈（脾臓の血液を肝臓に運ぶ血管）を介して、直接、肝臓に持続的かつ高濃度のＨＧＦを供給するシステムを考案した。

このシステムの有用性について英語論文を書き、学位を取得した。

大学院を修了したら、地元に帰って外科医をしようと考えていたので、英語論文は1編書けばもう十分と思っていた。

しかし、面白いもので、1編書くと2編、2編書くと3編というようにどんどん楽しくなっていった。結局、大学院修了後も大学に残り、研究室（ＨＧＦグループ）を立ち上げ、大学院生を指導し、多くの論文を書いた。

その後、２００1年から大津市民病院に異動後も、不平不満をいわずに、楽しく仕事をした。私は手術が大好きなので、乳腺外科、消化管外科、肝胆膵外科、急性虫垂炎、ヘルニア、肛門疾患、緊急手術など、ありとあらゆる手術を執刀した。

さらに、症例数では大学病院や大規模病院にかなわないので、目先を変えて、種々の臨床試験の解析をした。これなら、パソコン1台あれば、一人でも、夜でも、土日でも、文献を検索して解析できる。

そこで、手術のテーマ別に、ランダム化比較試験の質を分析したり、内容をまとめたりして、多くの論文を書いた。当時、もっとも多かったときで、in press（論文が査読という雑誌の審査に合格し、掲載されることが決まり、出版されるまでの間の状態）が7編あった。

第1章で述べたように、私が京都大学肝胆膵移植外科に帰学した当時、診療グループは臓器別に分かれており、当初、肝移植チームに配属された。

同じチームに、卒後3年目の濱口雄平先生（京都大学2005年卒業）がいた。彼は非常に優秀で、肝移植素人の私にいろいろ教えてくれた。

彼はその後、関連病院での研修を経て、京都大学肝胆膵移植外科の大学院に入学した。彼の優秀さを知っていただけに、大学院ではどのような活躍をするだろうかと、かたわらで見ていた。しかし、テーマが合わなかったのか、あまり楽しそうではないように見えた。彼の本来の能力を発揮できていないのではないかと心配した。

そこで、彼の所属していた研究室のミーティングに参加し、「サルコペニアの研究をしているのだけれど、面白いテーマがあるので、誰か一緒にやらないか」と提案した。

濱口先生が手を挙げてくれたらよいな、と思っていたら、案の定、濱口先生と奥村晋也先生（京都大学2006年卒業）が手を挙げてくれた。

早速、濱口先生には肝移植と肝細胞がん、奥村先生には胆管がんと膵臓がんにおけるサルコペニアに関する研究テーマを与え、指導した。

その結果、2人ともそれぞれの領域における世界で初めての知見を見出してくれ、多くの素晴らしい英語論文を書いてくれた。

濱口先生にはサルコペニアのテーマが合っていたようである。

まさに「得手に帆を揚げて」、肝胆膵移植外科領域におけるサルコペニア研究をリードしてくれた。

京都大学では伝統的に基礎論文でしか学位（課程博士の場合）を取得できなかった。

私は常々、これはおかしいと思っていた。臨床論文も基礎論文も玉石混淆である。大事なのは論文の中身である。

そこで私は、臨床論文でもエポックメイキングな新知見であれば学位論文に値すると思い、教授に進言した。教授は理解を示して下さり、濱口先生は立派な基礎論文も書いていたが、「生体肝移植における術前体組成の意義」に関する臨床論文で学位申請し、見事に博士号を取得した。

2人のおかげで私の研究グループであるサルコペニアグループの礎ができたといっても過言ではない。

その後も、毎年、国内外から大学院生や留学生が私の研究室に入ってくれ、彼らは自分の研究を行いつつ、後輩の指導にあたってくれた。

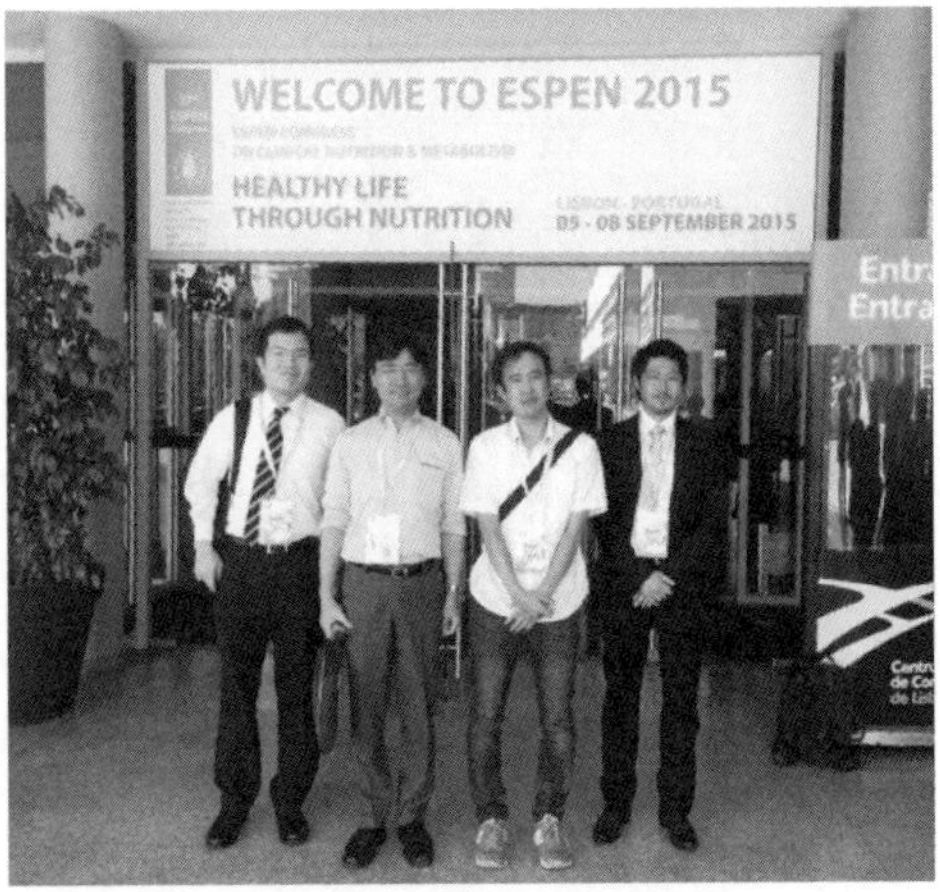
WELCOME TO ESPEN 2015
HEALTHY LIFE
THROUGH NUTRITION
09 - 08 SEPTEMBER 2015

図3

ポルトガルのリスボンで開催された国際学会にて
左より、奥村晋也先生、筆者、濱口雄平先生、小林淳志先生

彼らがいなければ、われわれのサルコペニア研究は大きく開花しなかったであろうし、2人との出会いに感謝している（**図3**）。

現在、濱口先生は大阪赤十字病院消化器外科で、奥村先生はフランスに留学後、腹腔鏡下手術のトレーニングを積み京都大学肝胆膵移植外科で、それぞれ活躍している。

2人には、ぜひとも今後の京都大学肝胆膵移植外科を盛り上げていってほしいし、中核を担える人材であると確信している。

さらにもう2人、私の後輩の外科医を紹介したい。

一人は、木口剛造先生（京都大学2005年卒業）である。

彼は、神戸市立医療センター中央市民病院で後期研修を行い、いくつかの病院で内視鏡外科の研鑽を積んだ後、アジアのメディカルセンターを見据え、2014年11月に腹腔鏡下手術や肝移植を中心とした先端治療の病院として発足した神戸国際フロンティアメディカルセンターに招聘された。

当センターの代表は、私が研修医になって初めての指導医でおられた田中紘一京都大学名誉教授であった。

残念ながら開院後約1年半で閉院してしまったため、木口先生は働き場所を失ってしまった。仕方なく、しばらくの間、家族を養うため北海道や山形に検診のアルバイトに行っていたそうである。

私だったら、検診のアルバイト生活が続けば、外科医としてのモチベーションが低下し、易きに流れたであろう。

しかし、ここからが木口先生のすごいところである。

藤田医科大学の肝・脾外科の杉岡篤教授の門をたたき、レネック被膜に基づいた解剖学的肝切除手技を学び、さまざまな新しい術式を開発したのである。

聞けば、検診のアルバイト生活中、時間がたっぷりあったので、その時間を利用して解剖を勉強したり、イノベーションと起業家精神の勉強をしたりして、密かに新たな術式を考えていたようである。

何と大らかでポジティブな時間の使い方であろうか。

私と木口先生との出会いは2019年4月である。木口先生が藤田医科大学から京都大学肝胆膵移植外科に医員として戻り、3つある成人チームのうち、たまたま私のチームに配属された。

京都大学肝胆膵移植外科は外科医が多く、層が厚いため、講師や助教に手術機会はあっても、医員には手術機会はなかった。

また、木口先生は天才肌で個性的、かつ卒業後はずっと京都大学以外で研修していたこともあり、多くの大学スタッフはなかなか受け入れようとしなかった。

私の座右の銘の一つに、「吾以外皆我師也」がある。「自分以外の人たちすべてから何かしらのことを学べる。その意味においては、自分以外の人は全員自分の師匠である」という意味である。

さらに私は、常々、自分より年上・年下にかかわらず、優れた人格や技量のある人からは素直に考え方や手技を学ぼうと思ってきた。

私は、彼が腹腔鏡下肝切除術や腹腔鏡下膵体尾部切除術で新しい術式を考案し、学会発表していると噂に聞いていた。ぜひ、彼のよいところを伸ばし、自分も彼から学ぼうと思った。

そこで、彼に腹腔鏡下肝切除術や腹腔鏡下膵頭十二指腸切除術の術者の機会を与えた。また、私の初めての腹腔鏡下左肝切除術の第一助手も彼に務めてもらった。彼の指導は非常に的確で、大変、勉強になった。したがって、私の腹腔鏡下肝切除術・膵切除術の師匠は木口先生である。

彼は今でも私の下で働けてよかったといってくれるし、私も彼が私のチームに入ってくれたことで多くのことを学ぶことができた。

私の「個性を尊重し、長所を伸ばす」という方針に合っていたようである。

そのうえ彼は、拙著『外科医の外科医による外科医以外にもためになる学会発表12カ条』（へるす出版）を読んで、そのなかの第5条「抄録を書いたら、すぐに論文化！」を実践して、英語論文を書き上げたそうだ。

さらに、彼との付き合いは京都大学だけにとどまらない。私が聖路加国際病院に異動後も、後腹膜経路の腹腔鏡下Hassab手術（胃静脈瘤の患者さんに対して、胃の上部の血管を切離し、脾臓を摘出する手術）や脾動静脈温存腹腔鏡下膵体尾部切除術など、難度の高い手術の際に指導に来てもらった。手術後は、聖路加タワー47階のレストラン・ルークでコース料理をご馳走し、楽しい時間を過ごした（**図4**）。

ちなみに、木口先生は2020年4月より再び藤田医科大学に戻り、ロボット支援腹腔鏡下膵頭十二指腸切除術を精力的に進めている。

聖路加国際病院は腹腔鏡下手術のみならず、ロボット支援腹腔鏡下手術にも積極的に取り組んでいる。すでに約束済みであるが、ぜひ、ロボット支援腹腔鏡下膵頭十二指腸切除

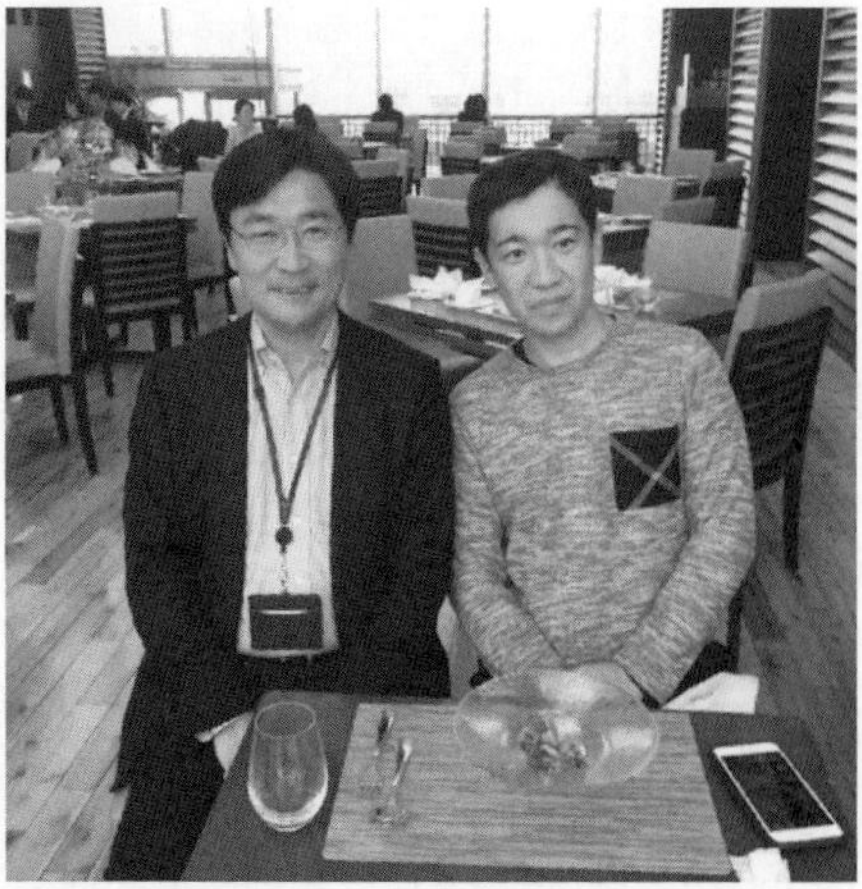

図4
木口先生と聖路加タワー47階のレストラン・ルークにて

術の分野で日本一になって、当院に指導に来てもらいたい。

もう一人の後輩外科医は、北浜誠一先生(京都大学2002年卒業)である。

私は北浜先生のことはまったく知らなかった。木口先生と聖路加国際病院で腹腔鏡下Hassab手術をしていた際、神戸国際フロンティアメディカルセンター時代の苦労話を聞いていて、たまたま話に出てきたのが北浜先生である。

北浜先生は、千葉県の亀田総合病

院で初期臨床研修・後期研修を終え、横須賀米海軍病院でインターン後、アメリカに渡り、減量外科・内視鏡外科のフェローやレジデントとしてトレーニングを積んだ。

その腕を買われて、神戸国際フロンティアメディカルセンターに招聘された。

しかし、前述のように、残念ながら同センターが閉院となってしまった。

そこで彼は、2016年に大阪市の千船病院という民間病院で減量・糖尿病外科を一から立ち上げ、軌道にのせ、何と関西地方では最多、全国では2番目の手術症例数を誇るようになった。

本邦においても糖尿病患者や肥満患者が増加しており、今後、必ず減量・糖尿病外科のニーズがあると思っていたが、京都大学時代は、胃は消化管外科が担当していたため、肝胆膵移植外科としてはそのプランを進めることができなかった。

しかし、聖路加国際病院消化器・一般外科部長となった今、減量・糖尿病外科はわれわれのテリトリーである。そこで、聖路加国際病院に異動後、早速、上部消化管外科担当の鈴木研裕医師に減量・糖尿病外科を開設しようと持ちかけ、二つ返事でOKしてくれた。

その後、具体的なプランは進んでいなかったが、たまたま２０２０年１月７日の手術中に木口先生と話をしていて、京都大学の後輩で、北浜先生という市中病院で減量・糖尿病外科を一から立ち上げ軌道にのせた医師がいると聞き、アクセルがかかった。

さらに運がよいことに、私と同時に入職した小児外科の矢田圭吾医師がアメリカで10例以上の肥満外科手術の執刀経験があり、保険適用をクリアできることがわかった。

時の利、人の利である。

早速、福井次矢院長（当時）に２０２０年４月から減量・糖尿病外科を開設したいとのプランを説明し、「ぜひ、海道先生のリーダーシップのもと、進めて下さい」とのサポートを得た。事務の担当者も推薦してもらった。

減量・糖尿病外科は外科医だけでできるものではない。その成功のためには、多職種にわたるチーム医療が必要である。

チーム医療は私の得意分野である。

京都大学時代、肝移植のチーム医療を進めた経験が活きた。

すぐに内分泌・代謝・糖尿病内科医、管理栄養士、理学療法士、看護師、麻酔科医、精神科医、薬剤師、ソーシャルワーカー、サポート企業などの関連部署に連絡し、「２０２０

年4月から減量・糖尿病外科を開設したいので協力をお願いできませんでしょうか」と、対面または電話で依頼した。

着任後、3カ月余りしか経っていなかったため、ほとんどの科長や部門長とは初対面や初めての電話であったが、皆、快く趣旨に賛同していただき、2日でワーキンググループを作った。これが聖路加国際病院のよいところである。

早速、2020年1月21日に第1回キックオフミーティングを開催し、2月3日に北浜先生をお招きして、減量・糖尿病外科開設にあたってのノウハウを講演していただいた。本領域におけるチーム医療や、手術適応、術式、有用性、合併症など、大変参考になった。

2020年1月7日に減量・糖尿病外科開設を進めようと決意し、ここまで1カ月も経っていない。

サポート企業の担当者の方にこういわれた。

「今までたくさんの病院で減量・糖尿病外科開設のお手伝いをさせていただきましたが、こんなにスピーディに進めた病院は見たことがありません」

私の持論は、「遅い仕事は誰にでもできる。やると決めたらスピード感をもって進める」である。

どこの病院でもそうだと思うが、とくに聖路加国際病院は、よいことだったら皆で協力して前に進めよう！　という気風が非常に強い。

現在、減量・糖尿病外科開設以外にも、これまたチーム医療が必要な周術期リハビリテーション・栄養介入に関するプロジェクトを進めているが、こちらも皆、とても協力的である。

予定どおり2020年4月に減量・糖尿病外科を開設でき、すでに鈴木医師、矢田医師が中心になって手術を行っている。

減量・糖尿病外科を開設後、問い合わせが多数来ており、減量・糖尿病外科に対するニーズの大きさと聖路加国際病院への期待をひしひしと実感している。

思い起こせば、私が2007年4月に京都大学肝胆膵移植外科に異動後、周術期栄養療法の重要性に気づき、上本伸二教授に了解を得ながら前に進めていった。

とくに肝移植はチーム医療が必要な分野である。

前述のように、各内科系・外科系診療科医師、管理栄養士や理学療法士、看護師、薬剤師などの多職種からなるチーム医療を進め、その結果、肝移植後1年生存率99％と、high volume center（手術件数の大きな施設）としては世界で一番の成績をあげることができた。成功のカギは、いうまでもなくチーム医療である。

今度は、聖路加国際病院に異動し、再び上司の許可を得て、新たなチーム医療を進めている。

歴史は繰り返すというが、これだから人生は面白い。

自分たちで新たに作り上げる仕事は本当に楽しい。

本章で紹介した4人の外科医は、それぞれ環境は異なるものの、皆、与えられたポジションでベストを尽くし、成果をあげ、自分のポジションを切り開いてきた。

正しい努力が報われたといえよう。

「人は見ている」のである。

汗をかいて真摯に臨床や研究に取り組み、学会発表し、英語論文を書く。これは外科医としての王道である。

このような人を、私は評価するし、今後も応援したい。

彼らとの出会いに心から感謝である。

第4章

エクセルによるスケジュール管理

当たり前であるが、人生は一度きりである。それならば、誰しもよりよい人生を歩みたいと思うのは当然であろう。

小学校低学年のころだっただろうか。私は時々、死の恐怖におびえていた。この世に生まれてきた以上、いつかは死ぬ。今、こんなに楽しくても、こんなに幸せに過ごしていても、いつかは死んでしまう。意識がなくなる。怖い。そう考えて、布団にくるまり、一人涙することがあった。

しかし、中学、高校、大学と進み、社会人になるにつれ、死の恐怖を感じることは少なくなっていった。

どうしてだろうか？　考え方が変わっていったのである。

いつか死ぬのなら、死ぬ直前によい人生であったと思えるよう、悔いのない人生を歩んだらよいのではないか。外科医として、研究者として、そして人として、常に向上心をもって生きよう！　と。

また、自分だけでなく、私がかかわる人、すなわち患者さん、医師、メディカルスタッフ、家族、友人、仕事で出会う人たちにもよい影響を与えたいと思った。

そう考えると、1日1日を大切に過ごそうという気持ちになる。

そこで本章では、私の仕事術の一つのコツとして、1日1日を大切に過ごすための、エクセル（マイクロソフト社）によるスケジュール管理について紹介したい。

1990年代の京都大学第一外科（腫瘍外科）は、非常にゆったりとしていて、4年間の大学院生活終了後に、研究を続けるもよし、留学に行くもよし、関連病院に赴任するもよし、とかなり自由であった。

京都大学のよさは何といっても自由なところである。学生時代も、とくに出席をとることなく、学生は勉強にスポーツに、各自、自分の好きなことに取り組んでいた。またそれが許される校風であった。

だからこそ、京都大学は多くのノーベル賞受賞者を輩出しているのだと思う。自由な発想で、研究に没頭できる環境が、新しいものを生み出すためにはきわめて重要である。

第3章でも述べたように、私は肝細胞増殖因子であるＨＧＦ（hepatocyte growth factor）を用いた研究が面白くなってきたので、もう少し研究を続けようと思って、大学院修了後、そのまま大学に残り、33歳で研究グループ（ＨＧＦグループ）を立ち上げた。

そのため、指導者はいなかったし、研究費もなかった。しかし、自由があった。私にとっては、これが一番大事である。

私は人一倍、人からあれこれいわれるのではなく、自分で考え、計画を立て、行動するのが大好きな性格である。これは今も変わっていない。仕事においても、旅行においても然りである。

旅行といえば、国内学会・国際学会参加の際、自分でフライトやホテルを探し、行程を考え、予約するのがとても楽しい。趣味といってもよいほどである。

私は子どものころから、地図帳や時刻表を見るのが大好きで、どちらも1日中見ていても飽きなかった。親に、「いい加減に見るの止めなさい」、と怒られたこともあった。

先日も、最新版の地図帳を買い、日本地図や世界地図、巻末の気候や貿易、人口などの資料を見て楽しんでいる。

さらに、同僚や友人に喜んでもらうべく、国内学会や国際学会に行くと、現地の美味しいレストランをトリップアドバイザーなどで探して、予約し、食事会を開いている。

この会のことを、東京大学医学部肝胆膵外科・人工臓器移植外科講師の赤松延久先生らは「海道会」と呼んで、「海道先生が選んだ店は間違いない」と喜んでくれている。基本的に、人に喜んでもらうことが好きな性分である。

したがって、手術をして患者さんに喜んでもらう外科医という職業は自分に合っているのだなあと思う。

私は旅行が大好きなので、旅行のことになるとつい話がそれてしまう。

再び仕事の話に戻そう。

私は若くして研究グループ長になったため、自分で研究テーマを考え、研究費を獲得し、業者や企業の方と交渉し、大学院生の研究や論文の指導をしなければならなかった。

そこで、効率的にスケジュール管理を行う必要があった。

今、振り返ると、若いころからの、すべて自分で考え、いろいろな人と交渉し、スケジュール管理を行った経験が、その後の京都大学腫瘍外科助教時代、大津市民病院医長時代、京都大学肝胆膵移植外科・臓器移植医療部准教授時代に大いに役に立ったと思う。

本章では、このころから続けているエクセルを用いたスケジュール管理法について紹介したい。

本書をお読みいただいている方でエクセルを使ったことがない人はおられないであろう。

そこで、実際にエクセルでファイルを新規作成しながら読んでほしい(**表1**)。

①まず、1行目のA列、B列、C列……G列に、各々、日、月、火……土と記載する。日曜日は赤字にする。
②次に、A~G列の間に実線で罫線を引く。
③1行目のA~G列の下に実線で罫線を引き、2行目には月日を入力する。月は各月の1日だけで、後は日だけでよい。
④3~6行目を空欄にして、6行目のA~G列の下に実線で罫線を引く。
⑤7行目には翌週の月日を入力する。

表1

エクセルを用いたスケジュール表

	A	B	C	D	E	F	G
1	日	月	火	水	木	金	土
2	27	28	29	30	31	11月1日	2
3							
4							
5							
6							
7	3	4	5	6	7	8	9
8							
9							
10							
11							
12	10	11	12	13	14	15	16
13							
14							
15							
16							
17	17	18	19	20	21	22	23
18							
19							
20							
21							
22	24	25	26	27	28	29	30
23							
24							
25							
26							
27	12月1日	2	3	4	5	6	7
28							
29							
30							
31							

これを延々と繰り返すのであるが、ある程度のブロックになったら、2週間分（10行）や1カ月分（20行）をコピー&ペーストして、月日だけ訂正すればよい。

すなわち、1日を1列×5行のブロックにして、マイカレンダーを作るのである。そして、空欄の3～6行目にその日の予定を書き入れる。

この方法にはメリットがいくつもある。

第一に、to do listであるため、今日、何をするか、明日、何をするかが明確になり、視覚化できる。前日または当日朝にエクセルを見れば、今日すべきことが一目でわかる。

検査や面談のように時間が決まっている予定は、11胃透視、12○△製薬面談のように、行の上から順に時間と内容を書いておく。

また、学会発表や講演の場合は、発表時間と質疑応答の時間を（12＋3）のように書いておくと、スライド作成時にスライド枚数の目安となり便利である。

さらに最近、国内学会でも英語でスライドを作成する機会が増えている。

そこで、英語でスライドを作成する場合は（英語15＋5）と明記しておくと、英語でスライドを作成することを忘れずに済む。

第二に、簡便性である。

手書きではなくパソコンで入力するため、外勤（アルバイト）や術前・術後カンファレンス・手術室運営会議のような定期的な会議など、毎週もしくは毎月決まったスケジュールの場合は、それらをコピー&ペーストすることで、簡単に予定を入れることができる。

第三に、連続性である。

カレンダーやスケジュール帳では、3月31日と4月1日では翌月となり、紙もしくはページをめくらなければならない。

しかし、3月30日と31日の間も、3月31日と4月1日の間も、同じ1日である。

エクセルを用いたカレンダーであれば、ページをめくることなく、連続的にスケジュールを記載できる。

さらに、半年前や1年前のスケジュールを見返したいときも、画面をスクロールすれば簡単に見ることができる。

第四に、予定変更の際、臨機応変に対応できる。

外科医であれば、緊急手術のため、その日にしようと思っていたことができず、翌日以降に延期しなければならないことが時々ある。

会社員の方も、急な用事が入ったり、相手方の都合で面談の日程を変更したりすることは日常茶飯事であろう。

スケジュール帳であれば、予定変更になると、当初の予定を消して、新たに別の日に予定を書き入れる必要がある。しかし、この方法であれば、カット&ペーストで容易にスケジュールを変更できる。また、手術日程の変更などに対しても、同様にカット&ペーストで容易に日程を変更できる。これが、とくに外科医にとって、エクセルでスケジュール管理をする一番の利点かもしれない。

第五に、スケジュールをカラー化できるため、カテゴリー別にカラーを変えることで、スケジュールがよりわかりやすくなる。

私の場合、手術は茶色塗りの白文字、重要事項は赤、論文に関する予定は緑、学会抄録提出の締切日など学会や依頼原稿に関するものは青、その他の予定は黒、といった具合である（**表2**）。

第六に、済ませた仕事を取り消し線で消すことで、達成感を感じることができる。仕事や予定が済むたびに取り消し線を引く。その日のto do listすべてに対し取り消し線を引くことができれば仕事終了である。

もし仕事が早く終了した場合は、翌日の仕事をカット&ペーストで今日の枠に入れ、済ませてしまってもよい。先取りである。こうすると、私の持論である、「仕事に追われるのではなく、仕事を追っかける」ことができ、楽しく仕事に取り組むことができる。

表2

実際に予定を記入したスケジュール表

日	月	火	水	木	金	土
27 LDLT 研究会 （ミャンマー）	28 535ヤンゴン発 A 論文査読 倫理委員会 web 講習 1730羽田着	29 SSPPD（膵頭部癌） 8 消化器C運営会議 16ビデオカンファ	30 SSPPD （IPMN） 730抄読会 17術前術後カンファ	31 10A社面談 14NCD相談（外来） 15事務と会議・B 論文査読 18散髪	11月1日 730研修医勉強会 A 先生論文推敲 1230レストランルーク 17M&M カンファ	2 午前宅急便 晴海郵便局へ 〇〇講演スライド
3 C論文査読 D論文査読	4 〇〇依頼原稿締切 E論文査読 〇〇学会抄録作成	5 11胃透視 12B製薬面談 15香港 web 会議 16ビデオカンファ	6 ラパ肝（S8 HCC） 730抄読会 16C社面談 17術前術後カンファ	7 ラパコレ 730手術室運営委員会 12D社・1530羽田発 19T病院講演（60）	8 9〇△空港 〇□学会専門医更新 1230説明会 17M&M カンファ	9 1030東京 14〇〇医師会講演（60） 1740伊丹発 F論文査読・Nホテル泊
10 サルコ・フレイル学会 B先生論文推敲 臨床外科スライド作成 海道論文英語校正	11 8報告会・11E 社面談 1245聖路加アカデミア 1530研修医面接 1630GI Cancer board	12 ラパ肝（S3 HCC） 730麻酔科会議 15F社・1530G 社面談 18院内講演会（60）	13 730抄読会 8病院管理協議会 12H社・1635羽田発 19食事会（T先生）	14 臨床外科 （高知） 1030シンポ座長 シンポ発表（10+4） 18評議員会	15 8パネル（12+3） 10特別企画（10+5） 12T先生と食事 1630高知発	16 〇△依頼原稿開始 1230羽田発 〇〇 NST 研究会（60） G 論文査読
17 9〇〇発 Y市民公開講座（90） 海道論文投稿	18 935〇〇発 〇〇学会抄録締切 1630GI Cancer board 18 I 社面談・H論文査読	19 SSPPD（下部胆管癌） JDDW スライド作成 16ビデオカンファ	20 左肝切除 （ICC） 730抄読会 〇△依頼原稿締切 17術前術後カンファ	21 JDDW （神戸） 910羽田発 16 J 製薬共同研究会議 19同期飲み会	22 9統合 P（英語15+5） 1440神戸発 I 論文査読 17M&M カンファ	23 京大外科冬季研究会資料作成 〇〇講演スライド J 論文査読 18東京発
24 消化器外科連載開始 C先生論文締切 19京都発	25 8報告会・11胃透視 1630 GI Cancer board 17コンセンサス会議 19病院食事会	26 右肝切除 （HCC） 815消化器C運営会議 16ビデオカンファ 18K病院 NST 講演（60）	27 SSPPD（下部胆管癌） 730抄読会 17術前術後カンファ	28 945羽田発 K 論文査読 外科感染症スライド ソウルMホテル泊	29 外科感染症（岐阜） 13ソウル講演（40） 19仁川発・21中部着 岐阜Dホテル泊	30 930教育講演（20） 10ワークショップ（20+5） 1520シンポ司会 1749名古屋発

（一部改変）

思い起こせば、中学生のとき、担任の先生から、毎週、1週間分の空欄の予定表（横長の長方形で、1時間ごとに目盛りが記載されていた）を渡された。

その予定表に、毎日帰宅したら、勉強の内容（宿題、英語、数学など）、夕食、入浴、就寝などの予定を書き入れ、済んだら消していく生活をしていた。

その習慣から、高校生になっても、学校から帰宅すると、毎日、わら半紙や広告の裏側、使用済みの封筒（Z会の通信添削の封筒を開いて裏返しにして使っていた）に横長の長方形を書き、時間の目盛りを入れ、その日にすべきことを書き、済んだら消していく生活をしていた。土日も同様である。

そのおかげで、楽しくかつ効率的に勉強できたような気がする。

今回紹介したエクセルを使った仕事術は、その延長かもしれない。

第七に、余白の有効活用である。

土曜日の右側のH列には、思いついたことやテレビで見た美味しそうなレストランやラーメン屋などをメモしておく。

さらにI列には、年間の学会や講演予定を書き込んでいくことで、電話や面談で急に半年先の講演や用事を依頼された場合でも簡単に予定を確認できる。

このように、エクセルを用いたスケジュール管理法は、お金もかからず、誰でも簡単にでき、大変有用な方法であると思う。

日々の仕事が多い人は1日の行数を6~7行に、少ない人は3~4行に変更すればよいし、列の幅も自由に変更すればよい。

私は、だいたい半年先まで枠を作り、予定を記入するようにしている。

最近、スマートフォンを用いたスケジュール管理もよく用いられているが、画面が小さいため、学会や会議などの日程記載には有用でも、日々のto do listの管理には向いていないと思う。

ぜひ皆さんも、エクセルを用いたスケジュール管理法を試していただきたい。

第5章

王道を歩もう！
～コツは向上心と気づき～

第4章で、「エクセルを用いたスケジュール管理法」について紹介した。

この方法を用いると、やるべき仕事が見え、仕事をこなすのが楽しくなり、「仕事に追われるのではなく、仕事を追っかけることができる」ようになると思う。また、仕事や予定の急な変更にも柔軟に対応できる。

それでは、われわれ外科医にとっての「仕事」とは、一体、何であろうか?

外科医にとって、手術が基本であることはいうまでもない。しかし、これだけではダメである。

若い諸君には、ぜひとも、臨床と学術のバランスがとれた外科医を目指してほしい。

つまり、質の高い丁寧な「手術」を行い、患者さんを誠実に「診察」する。そして、臨床の問題点をテーマに「研究」して、結果を「学会発表」して、「英語論文」を書く。

私は、これこそが外科医の「王道」であると思う。

ただ、いうのは簡単だが、いざ実行に移すとなるとなかなか大変である。

自分を律して、正しく汗をかいて、真摯に努力しないと、この「王道」は歩めない。

私自身、この生き方を心がけてきたつもりだし、多くの部下たちにも口を酸っぱくして指導してきた。

では、この外科医の「王道」を歩むコツは何であろうか？

そのキーワードを2つあげたい。


一つは、「向上心」である。

第4章の冒頭でふれたが、人生は一度きりである。せっかく、この世に生を受けた以上、またせっかく、外科医になった以上、誰しも素晴らしい人生、素晴らしい外科医人生、素晴らしい社会人人生を歩みたいと思うのは当然であろう。

しかし、年を重ねるにつれ、選択肢が減り、徐々に楽な道を選ぶようになり、向上心が減っていく……。人は誰しも自己否定したくないため、そんな自分の生き方を肯定化する。それでは残念である。

私は、大学院を修了し、研究を続け、腫瘍外科（旧第一外科）の助手になった。大学での研究や臨床が楽しくなり、もっと大学で臨床や研究をするぞ！　と思っていた矢先の2001年、教授から関連病院に赴任するようにいわれた。大学の医局も会社も同じである。教授の命令は（ほぼ）絶対である。

そこで私は考えた。それならば、京都大学の外科医に負けないよう、さらに、もっと視野を広く、全国の同年代の外科医に負けないよう頑張ろう！　と。

会社員であれば、全国の同期に負けないように頑張ろう、となろうか。

大学と異なり、市中病院勤務であれば、手術をして、患者さんを診て、外来を行えば、外科医としては十分である。

しかし、一度きりの人生なので、自分を高めたかった。

そこで、人一倍、臨床に取り組み、そのかたわら、時間を捻出して、市中病院であっても一人でできる研究をしよう、と考えた。

最初に赴任した静岡県の島田市民病院（2001年1～3月）では、寒い夜に図書館にこもって英語論文を書き、もっともimpact factor（その雑誌に掲載された論文がほかの論文に引用された回数を示す数字で、impact factorが高いほど雑誌のランクが高いとされる）の高い『New England Journal of Medicine』にaccept（論文を審査して、掲載が認められること）された。

次に赴任した滋賀県の大津市民病院（2001年4月～2007年3月）では、乳腺外科、消化管外科、肝胆膵外科、急性虫垂炎、痔核、ヘルニアなど、すべての領域の手術を行うかたわら、コツコツとEBM（evidence-based medicineの略で、科学的根拠を重視したうえで、患者にもっとも適した医療を行おうという考え方）や臨床試験の質の分析などに関する研究を行った。それらを学会で発表し、多くの英語論文を書いた。

第3章でも書いたが、もっとも多いときでin press（論文が医学雑誌に採用され、出版されるまでの状態）が7編あった。

結果的に、外科医の王道である、「手術」、「診察」、「研究」、「学会発表」、「英語論文」を実践できたと思う。

2007年に京都大学肝胆膵移植外科に異動後も、この王道を実践した。

私の向上心は、聖路加国際病院に異動後も衰えていない。衰えていないどころか、ますます盛んである。

私自身に対しても、聖路加国際病院外科に対しても、である。

どのようにしたら聖路加国際病院外科をもっと活性化できるか？　近くに国立がん研究センター中央病院やがん研有明病院といった全国的に有名な病院があるため、正面から勝負していては勝てない。

そこで、まず大腸外科やヘルニア領域で積極的にロボット手術を進め、関東では初めて（おそらく日本で3番目に）、超高精細の8K内視鏡カメラ（カイロス株式会社）を導入し、より精緻かつ鮮明な画像を得ることができるようにした。

私自身も、肝疾患に対しては腹腔鏡下肝切除術を、膵疾患に対しては腹腔鏡下膵体尾部切除術を積極的に進めている。

また、膵臓がんなどに対する膵頭十二指腸切除術においては、合併症が少なく、若手外科医がより簡単に短時間で手術できるような術式を完成させようと、日々工夫している。

術前・術後管理についてもいろいろ工夫した。

のちほど詳しく述べるが、それらの結果、膵頭十二指腸切除術後の在院日数が、日本で一番といえるくらい短くなった。

肝臓外科・胆道外科では、これまで当院ではあまり行われていなかった肝動脈合併切除再建術など、高難度手術も多く施行している。

私は50代半ばであるが、まだまだいろいろなことにチャレンジしていきたい。

なぜなら「今が一番若い」のである。明日は今日より1日、明後日は今日より2日、年をとるのである。

だから、いくつになってもチャレンジするのに遅すぎることはない。新しいことを始めようと思う気持ちが大切なのである。

聖路加国際病院と京都大学の大先輩でおられる故日野原重明名誉院長・名誉理事長は、90歳を超えても新たにさまざまな要職に就かれ、100歳を超えてもスケジュールは2、3年先までいっぱいだったそうである。

日野原先生に比べたら、年齢的にも業績においても、私はまだまだ半人前である。

今後も、自分や病院をますます活性化させるべく、常に新たなことにチャレンジしていきたいと考えている。

ちなみにＮＨＫの人気キャラクターであるチコちゃんは、「永遠の5歳」といっている。

私は、さすがに5歳では外科医になれないので、「永遠の35歳」、と公言して、心身ともに若く保つようにしている。

先日も誕生日を迎え、何歳ですか？　と聞かれた際、即座に返答した。

「35歳です！」


こちらに異動して実感したのは、東京では意外に高齢のがん患者が多いことである。そこで、私の得意分野であるサルコペニアや周術期リハビリテーション・栄養療法の知識を活かし、80歳以上の高齢者においても積極的に肝臓・胆道・膵臓がんの手術を行っている。

当院に異動後、87歳の肝細胞がん症例に対する右肝切除術、85歳の肝細胞がん症例に対する腹腔鏡下肝S８部分切除術、86歳の膵頭部がん症例に対する膵頭十二指腸切除術、80歳の肝動脈・門脈浸潤肝門部領域胆管がん症例に対する拡大左肝切除術、肝動脈・門脈合併切除再建、胆道再建などを安全に施行し、皆さん、大きな合併症をきたすことなく、元気に退院された。

さらに当院は全診療科がそろった総合病院である。この強みを活かし、第3章で紹介したように、2020年4月から減量・糖尿病外科を開設した。この分野は、がん専門病院は開設し得ない。

消化器・一般外科の鈴木研裕医師、小児外科の矢田圭吾医師、内分泌・代謝内科の能登洋医師にコアメンバーになってもらい、メディカルスタッフと新たなチームを結成し、診療にあたっている。

開設する以上は、近い将来、日本で一番の手術症例数となるよう、メンバーを鼓舞している。

会社員の皆さんであれば、個人としての向上心、また課長であればその課、部長であればその部、支店長あればその支店が他部署や他支店に負けないぞという、組織としての向上心と置き換えて、とらえていただきたい。

もう一つのキーワードは、「気づき」である。私は、これが大事であると思う。

皆、臨床の現場で同じものを見ていても、問題点や現象に気づくか、気づかないか、で大きな差が生まれる。

会社でも、それぞれの仕事の現場で同じものを見ていても、問題点やニーズに気づくか、気づかないかで大きな差が生まれるであろう。

気づかなければ何も生まれないし、何も変わらない。一方、気づけば新たな発見がある。手術であれば、手技の工夫や新たな術式の考案につながる。

私が尊敬する外科医の一人に日本大学消化器外科の高山忠利教授がおられる。

高山教授は、臨床上の疑問から数多くのランダム化比較試験を遂行され、『Lancet』などhigh impact factorのジャーナルに多くの論文を発表しておられる。

まさに、臨床と学術のバランスがとれた素晴らしい外科医でいらっしゃる。

高山教授の数多くの業績のなかでとくに有名なものに、肝の高位背方切除術がある。尾状葉(肝臓の背側に位置する領域)を単独で全摘出する新しい肝切除術式である。

以前、その着想についてお伺いしたところ、最初から企図したものではなく、偶然の発見だったそうである。

後区域から尾状葉にかけて位置する腫瘍に対し、右側から肝切離を進め、肝門部(肝臓に流入する肝動脈や門脈の入り口）の背側をさらに左側へ肝切離を進めていったところ、肝臓の外側区域とSpiegel葉（尾状葉の一部）の間でパッと視野が開けた。その経験から本術式を発想されたそうである。

また、第3章で紹介した木口剛造医師は、婦人科の手術を見ていて、後腹膜先行アプローチによる腹腔鏡下膵体尾部切除術を発想したという。

いずれも、「気づき」から「向上心」をもって、新たな術式の確立に至ったわけである。

臨床上の問題点に気づけば、どうしてかな？ と考える。その疑問が研究のテーマになるのである。テーマができたら、仮説を立て、study designを組んで、臨床研究を行う。

つまり、「臨床のニーズ」を「研究のシーズ」にするのである。

私は、2007年に京都大学に戻って初めて肝移植術後生存曲線を見たとき、その特徴に気づいた。術後早期の急峻な低下である（**図5**）。胃がんや大腸がんの術後生存曲線とは明らかに異なる。どうしてかな？ と考え、術後早期死亡原因を検討したところ、最大の死因は感染症であった。

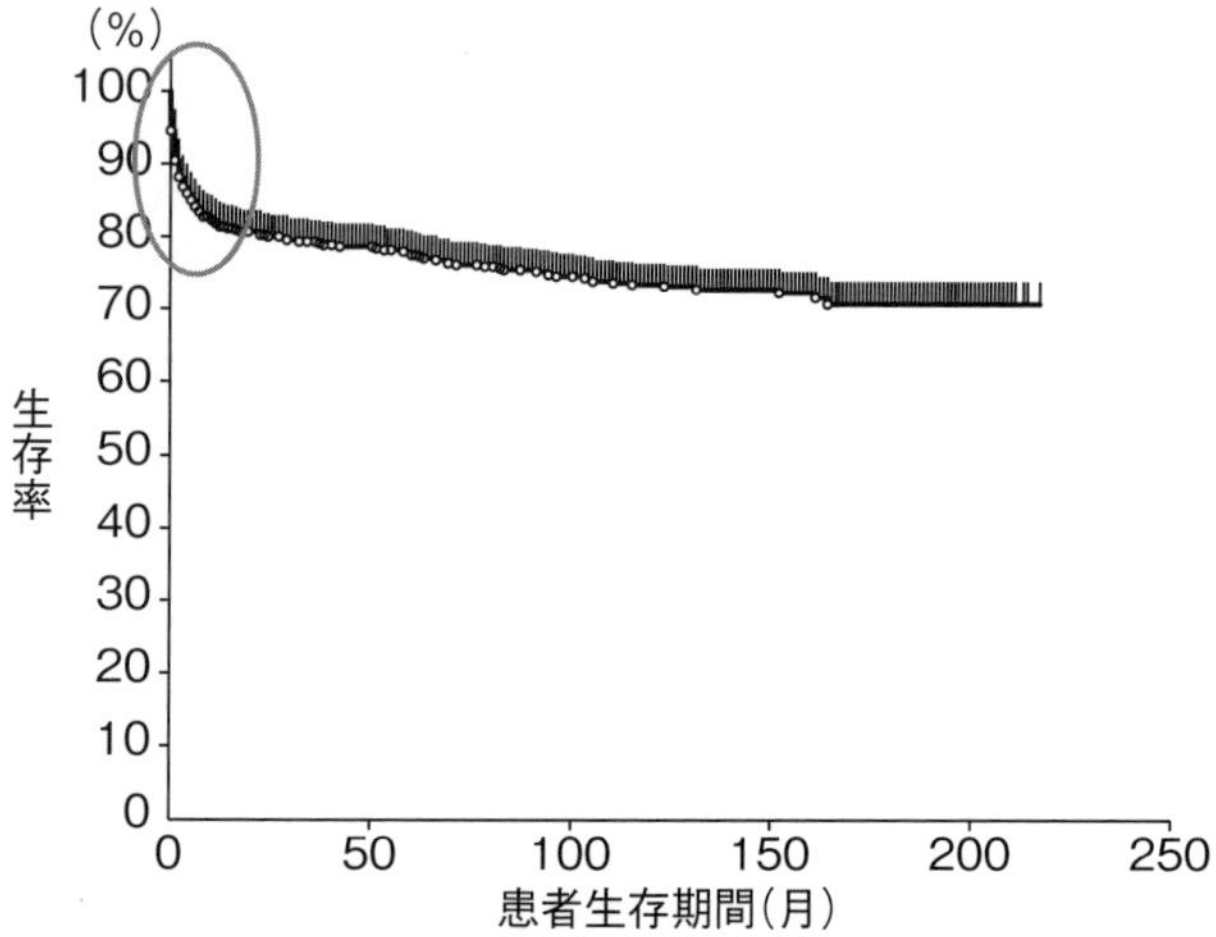

図5

以前の肝移植後生存率（京都大学）

次に、術後感染症発症の独立危険因子を解析したところ、大量出血や肝硬変の重症度ではなく、術前低栄養や低骨格筋量であることがわかった。

そこで、これまで周辺領域とされていた感染症や栄養、サルコペニアこそが外科手術成績向上に重要と考え、これらをテーマに数多くの臨床研究を行った。

さらに、肝移植のみならず、肝臓・胆道・膵臓がんにまで範囲を広げ、研究室のメンバーと横断的に臨床研究を行った。それらの結果は、必ず国内・国際学会で発表し、英語論文化した。振り返れば、２００8年以降の11年間で、２１５編の英語論文を発表した。

私の仕事はそれだけにとどまらない。
研究のための研究であってはならない。得られた結果を臨床の現場にフィードバックすべきである。

そこで、臨床研究の結果から、新たな門脈圧制御アルゴリズムの樹立や、体組成に基づく新たな肝移植適応の確立、積極的な周術期リハビリテーション・栄養介入など、さまざまなイノベーションを行った。それらの結果、２０１6年10月以降の京都大学の肝移植後1年生存率は99％と、世界でも類をみない好成績をあげることができた（**図6**）。

つまり、「臨床のニーズ」を「研究のシーズ」にして多くの臨床研究を行い、それらの結果を「臨床に還元」したのである。

「臨床→研究→臨床」という、もっとも望ましいかたちが実現できたわけである。

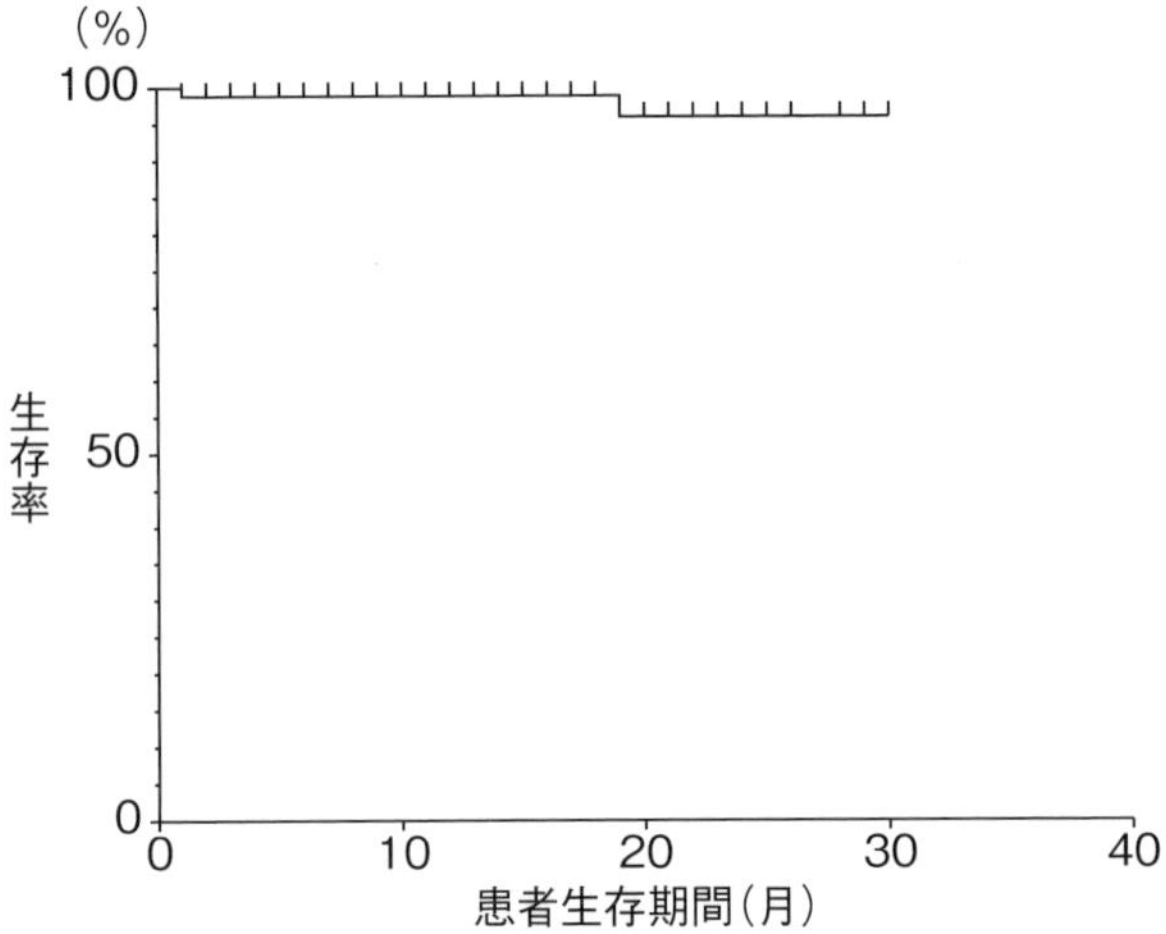

図6

現在の肝移植後生存率（京都大学）

私は、2019年10月に聖路加国際病院消化器・一般外科部長として着任早々、3つのポリシーを掲げ、医局の壁に貼った（**図7**）。

第一のポリシーは第2章で述べた、「〝日本一〟の外科」である。

第二のポリシーは、「考える外科医（気づき）」である。

常に考えることで、臨床の現場からさまざまなアイデアが生まれる。

外科医というと、豪放かつ大胆で粗野なイメージがあり、そのような人が外科医に向いていると思われがちである。

しかし私は、外科医こそ、大胆な

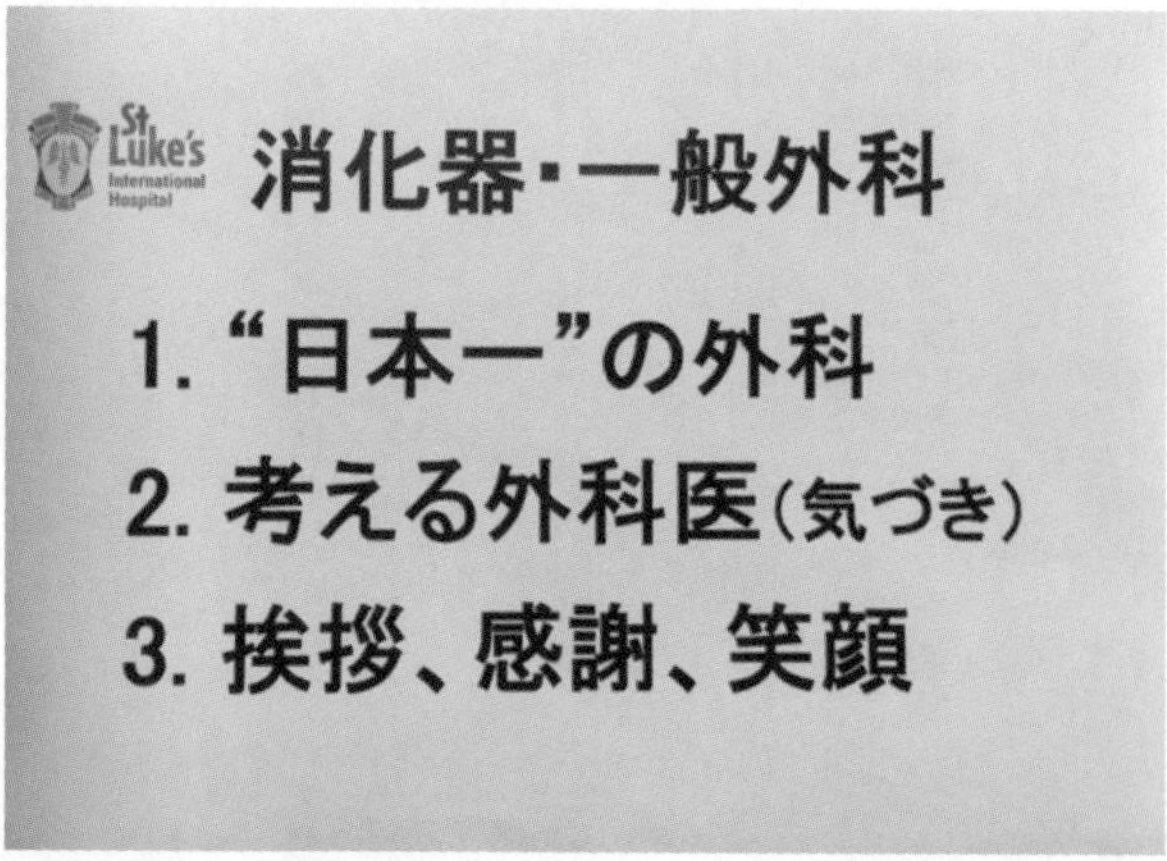
St. Luke's International Hospital
消化器・一般外科
1. “日本一”の外科
2. 考える外科医（気づき）
3. 挨拶、感謝、笑顔

図7

私が掲げた３つのポリシー
（実際の写真）

なかにも繊細な感性が必要と考える。繊細な感性や豊かな感受性がないと、気づくことができないのである。

手術中であれば、術野のちょっとした異常に気づくことで、すぐに対応でき、大切な血管の損傷や術後合併症を未然に防ぐことができる。

また、術後、患者さんを診察するときも、五感を働かせて、患者さんの表情や状態の微妙な変化に気づけば、合併症を早期発見できる。

したがって、むしろ、繊細で感受性豊かな医師こそ外科医に向いているのかもしれない。

第三のポリシーは、「挨拶、感謝、笑顔」である。こちらに関しては、次章以降で紹介したい。

本章では、外科医の王道について論じた。
最後に、私が部下によくいう言葉を紹介する。

「川は高いところから、低いところに流れる。人はしんどいところから、易きに流れる」

川も人も同じである。易きに流れては、決して王道は歩めない。
一度きりの人生である。常に向上心をもって、気づいて、考えて、手術の技量を磨き、学術に励んでほしい。

さらに、こう続ける。
「今の頑張りは、今のためではない。今の5年間の努力は、次の5年間にさらに大きな仕事に携われ、より高いレベルで頑張れるための必要条件である！」

正しくかいた汗は、決して裏切らない。神様はきちんと見ているのである。

真摯に努力した人には、次に社会人としてさらにやり甲斐があり、活躍できる舞台が待っているのである。

逆も然りである。

今、とくに政治や官僚の世界には、忖度や不誠実がはびこっている。真実を明らかにせず、「記憶がない」とうやむやにしようとする。人事権を握られているとはいえ、長いものに巻かれすぎである。

私はこんな姿勢が大嫌いである。

すべての職種において、本章で述べたような王道を歩んだ人こそ、その努力が報われ、幸せな社会人人生を歩んでほしい。

そんな当たり前の社会であってほしい。

第6章

デッドラインを設定しよう！

第4章で「エクセルを用いたスケジュール管理法」について紹介し、第5章では「手術」を行い、患者さんを誠実に「診察」して、臨床の問題点をテーマに「研究」して、結果を「学会発表」して「英語論文」を書くという、「外科医の王道」を歩んでほしいとのメッセージを送った。

本章では、外科医をはじめ、社会人すべてにとって、仕事を健全かつ効率的にこなすコツについて考えてみたい。

実は、第4章に隠されていた仕事術がある。

そのキーワードは「デッドライン」である。何事にもデッドラインがないと、物事が緩徐にしか進まない。

製造の現場でも、製品の納期という締め切りがあるからこそ、逆算して、いついつまでにどれだけの製品を仕上げる、という計画を立てて達成できる。

つまり、お尻の時間を決めるのである。

トリンプ・インターナショナルジャパンという会社を19年連続増収増益に導かれた元社

長の吉越浩一郎氏が『デッドライン仕事術』（祥伝社）という本を書いておられる。どんな世界にも通じる話であり、大変参考になる。

私は、京都大学肝胆膵移植外科・臓器移植医療部准教授時代、毎年春に大学院生が入学すると、スタッフや大学院生が集まる研究室カンファレンスで大学院生としての心構えを説いてきた。

その冒頭のスライドで紹介していたのが、「デッドライン」というキーワードである。本講演はスタッフや大学院生が対象であり、研究、学会、論文の3点について話した。簡単に紹介する。

1. 研 究

京都大学肝胆膵移植外科では、大学院生は4月に入学し、最初の6カ月間は病棟勤務をして、10月から研究室に配属され、研究に専念するシステムになっていた。

大学院生活は4年あるが、4年で学位（医学博士）を取得するには、学位申請や教授会での審査日程などを考慮すると、遅くとも4年生の秋までには英語論文を投稿し、年末までにはaccept（医学雑誌に掲載が認められること）されている必要がある。

したがって、実質的な研究期間は4年ではなく、3年である。

そこで、少しでも研究期間が長くとれるように、教授に病棟勤務期間の短縮を提言し、2019年度の入学生から病棟勤務期間が3カ月となり、7月から研究生活に入れるようにした。

実際の講演では、研究の心構えや研究テーマの選び方などについても説き、大学院生における「研究のデッドライン」は、4年生の10月」と結んだ。

2. 学会

学会発表は、「外科医の王道」のなかでも重要な要素である。

自分たちが、臨床においても研究においても、どのようなことをして、どのような新たな着眼点で仕事を行ったかを正々堂々とアピールできる場である。

それでは、どの学会に演題を応募すべきであろうか？

医学系の学会には国内学会、国際学会と無数にあるが、外科医であれば、もっとも伝統と権威のある日本外科学会定期学術集会には毎年必ず応募すべきである。

次に、消化器外科医であれば、日本消化器外科学会総会や日本臨床外科学会総会にも応募してほしい。

さらに、日本肝胆膵外科学会学術集会、日本内視鏡外科学会総会、日本肝臓学会総会、日本肝癌研究会、日本肝移植学会学術集会や関連した国際学会など、自分の専門領域であるサブスペシャリティ学会にも演題を応募する。

この姿勢を外科医であるかぎり継続すべきである。

そして、学会に行ったら、ネットワーキングで交流の輪を広げ、観光や食事も楽しんでほしい。

ネットワーキングというと、全国各地の同期の外科医で飲み会を開催したり、名刺交換をしたりして広げるといったイメージがあるだろう。

私も飲み会が好きなのでよく同期会に参加するが、それらは出会いのきっかけにはなるものの、次元が違うと思う。

真のネットワーキングとは、よい仕事（臨床でも研究でも）をして発表することで、自然に生まれるものではないだろうか？

不思議なもので、誠実によい仕事を続けていると、周囲はきちんと見ていて、評価したり、声をかけてくれたりするものなのである。そこから新たな人脈が構築されたり、一生の友人やメンターと出会ったりすることもある。

真のネットワーキングは、会長招宴や全員懇親会で、高名な先生にビールを持って挨拶に行ったり、ペコペコ頭を下げたり、名刺を配ったりして生まれる打算的なネットワーキングとはまったく質も次元も違うのである。

もう一度、繰り返そう。ただただよい仕事をする。それだけでよい。

社会人すべてそうであるが、とくに医師は誠実さが大切である。

観光・食事については、国内であれ、海外であれ、学会が開催される街の名所や美味しいものがたくさんある。

国内はともかく、海外はそんなに頻繁に行けるものではない。せっかく学会に行ったら、学会場とホテルの往復だけではなく、事前にインターネットで調べて、観光や食事もぜひ楽しんでほしい（図8、9）。

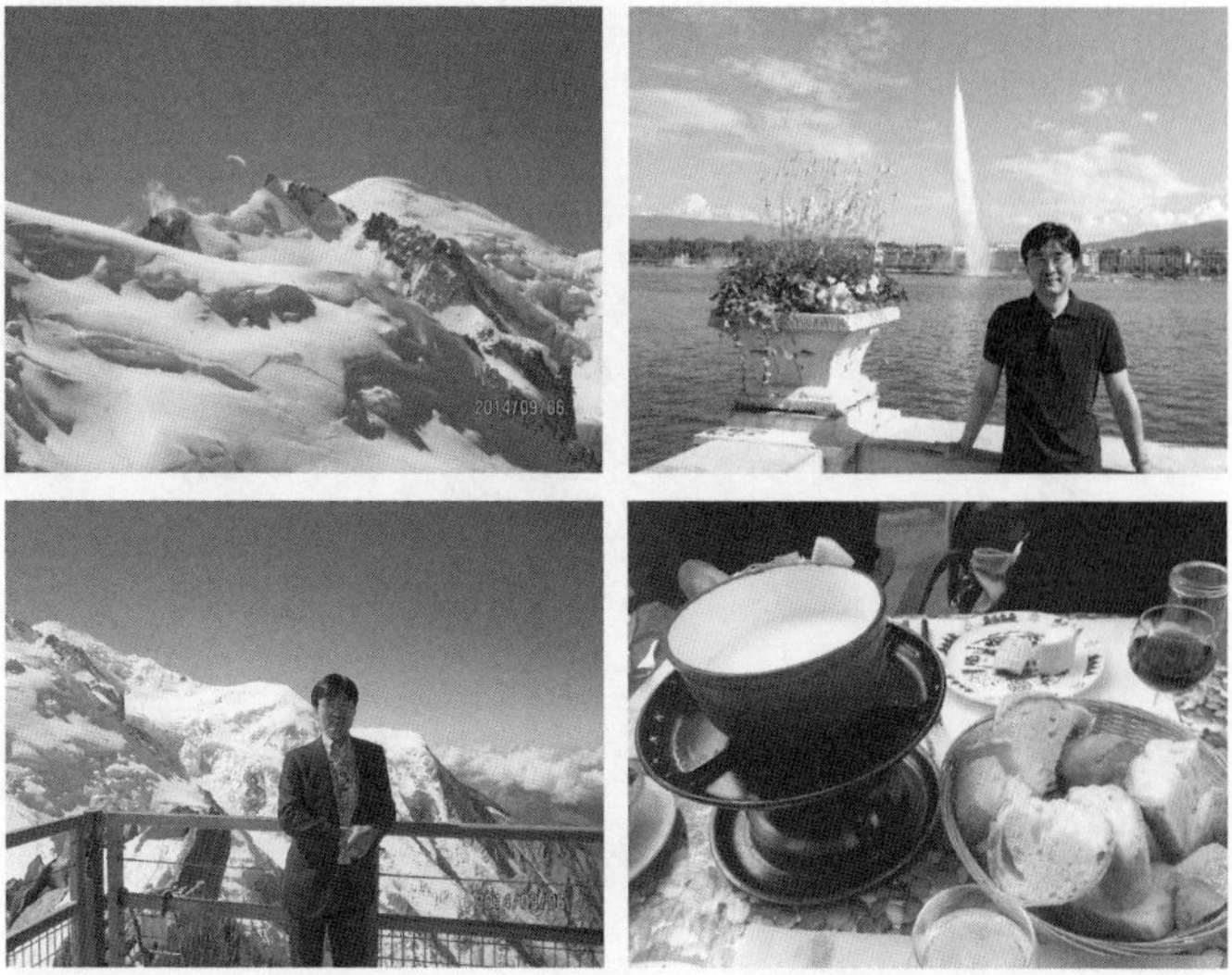

図8

2014年9月にスイスのジュネーブで開催された国際学会にて
左2枚はモンブラン、右上はレマン湖の畔で。右下はスイス名物のチーズフォンデュ
実は、朝起きて、あまりの晴天のため、急に思い立ってモンブラン観光に出かけた。そのため、ほかの観光客は、厚着で登山靴を履いて観光しているなか、私一人、紺のブレザーと革靴で登山し、ハイキングした

しかし、新型コロナウイルス感染症の蔓延以降、学会発表のオンライン化が一気に進み、国内学会も国際学会も現地に行く機会がめっきり減った。会社員の方も、出張の機会がぐっと減ったと思う。

前述のように、実際に会って、face to faceで会話することで生まれるもの、得られるものは少なくない。

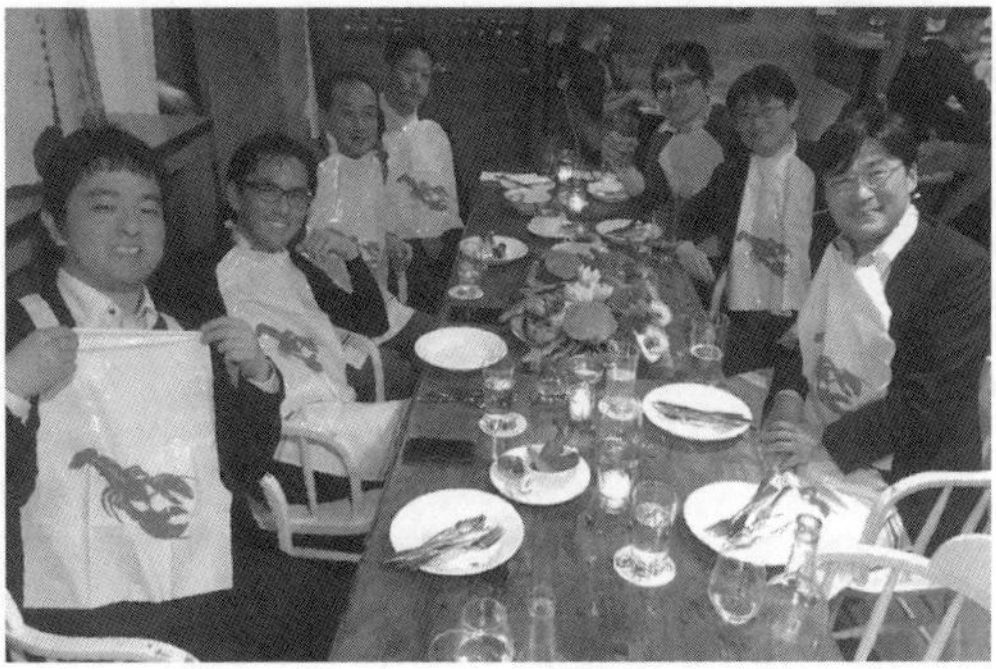

図9

2019年5月にカナダのトロントで開催された国際学会にて
長崎大学移植・消化器外科　江口晋教授、金沢大学肝胆膵・移植外科　八木真太郎教授、東京大学肝胆膵外科・人工臓器移植外科　赤松延久講師、Henry Ford病院肝胆膵・移植外科　長井俊志先生らとシーフードの名店で開催した「海道会」。

ぜひ、新型コロナウイルス感染症が沈静化したら、ハイブリッドでもよいから学会の現地開催や出張を再開してほしい。

実際の講演では、学会発表の3要素として、抄録・スライド作成・プレゼンテーションについての重要性を説き、「学会のデッドラインは、学会発表日ではなく抄録応募締切日」と結んだ。

抄録応募締切日を設定する(お尻の時間を決める)ことで、逆算して、データ収集・解析、抄録作成の予定を立てて、応募締切日までに抄録を完成することができるのである。

3. 論　文

学位（いわゆる博士号）取得には、英語論文が必須である。

第3章でも述べたが、京都大学外科では、以前は基礎系の論文でないと学位は取得できなかった。

私は、大学院生にも基礎系の研究向き、臨床系の研究向きの外科医がいると感じてきた。私も臨床系の研究向きの外科医である。

そこで、新たな着眼点で研究し、その分野においてブレークスルー的な意義がある臨床論文であれば学位論文として申請できるよう教授に進言し、数年前からそのような臨床論文でも学位を取得することができるようになった。

ただし、それまで手術を中心とした臨床現場の最前線にいた大学院生にとって、英語論文を書くことは決して簡単ではない。論文作成のためには、テーマ選定、データ収集・解析、執筆、という過程が必要であるため、研究室の長である指導者の責任が大である。

もし、4年間で大学院生が英語論文を1編も書けなかったら、本人を責めるのではなく、自分の指導力のなさを憂え、大いに反省すべきである。それくらいの覚悟をもって指導にあたってほしい。

したがって、論文のデッドラインは、「指導医が設定し、大学院生は必ず守る」である。

実は、学会と論文は非常に密接にリンクしている。

英語論文を効率的に作成する方法の詳細については、拙著『外科医の外科医による外科医以外にもためになる学会発表12カ条』（へるす出版）をお読みいただくか、月刊誌『消化器外科』（へるす出版）の2020年8月号「英語論文作成のコツ」のなかで紹介しているので、ぜひ、そちらをお読みいただきたい。


ここまで、大学院生に対するメッセージを紹介したが、デッドラインの重要性は大学院生に限らない。すべての社会人、外科医に共通するものである。

例えば、日々の診療において、「今日は18時に帰ろう」とか「今日は飲み会があるから、19時までに仕事を終わらせよう」と決めるのも、デッドラインの設定である。

そのようにお尻の時間を決めることで効率が上がる。何時に帰ってもよいと思うより、何時までに仕事を終わらせると決めたほうが集中して仕事に取り組め、結果的に同じ時間で多くの仕事ができるのである。

「仕事に追われるのではなく、仕事を追っかけろ!」である。

外科医であれば、長時間の手術がない日は、外来や周術期管理、回診、カルテ記載、手術記録記載などを何時までに終わらせる、と自分で決めて、そのデッドラインまでに仕事を終わらせるのである。すると、ネットサーフィンをしたり、ダラッとしたりすることなく、スピーディに仕事ができ、達成感が得られる。

学会抄録作成や論文作成においても同様である。「今月終わりくらいまで」といったようにあいまいではなく、「6月30日まで」とデッドラインを明確にしたほうが、締め切りを意識して効率的に抄録や論文を仕上げることができる。

指導者がいない場合は、自分でデッドラインを設定し、自分に厳しく、そのデッドラインを守るのである。

私はこの方法で、1996年に大学院を修了し、研究室を独立後、20年以上、楽しく仕事をこなしてきた。

前述の『デッドライン仕事術』のなかで、吉越氏はこう述べておられる。

「就業時間も仕事もすべて締め切りを設定する」

これ一つを実践するだけで、仕事のスピードが飛躍的に向上する。

外科医も社会人である。ぜひ、試してほしい。

さて、大学病院のスタッフや大学院生、専攻医のような同年代が複数いる状況では、学会発表数や論文数で差がつくことが少なくない。

その理由として、本人の能力以外に、たまたまよいテーマ、自分に合ったテーマに出合わなかったということもあろう。

また、よい指導者、上司と出会ったか、出会わなかったかという、運、不運もあろう。

会社員であれば、同年代で業績や実績に差がつくことがあるだろう。

人生、何事においても、うまくいくときもあれば、うまくいかないときもある。

そんな人にアドバイスを贈ろう！

業績を他人と比べると、どうしてもねたみやそねみなどの感情が湧き、ネガティブかつ

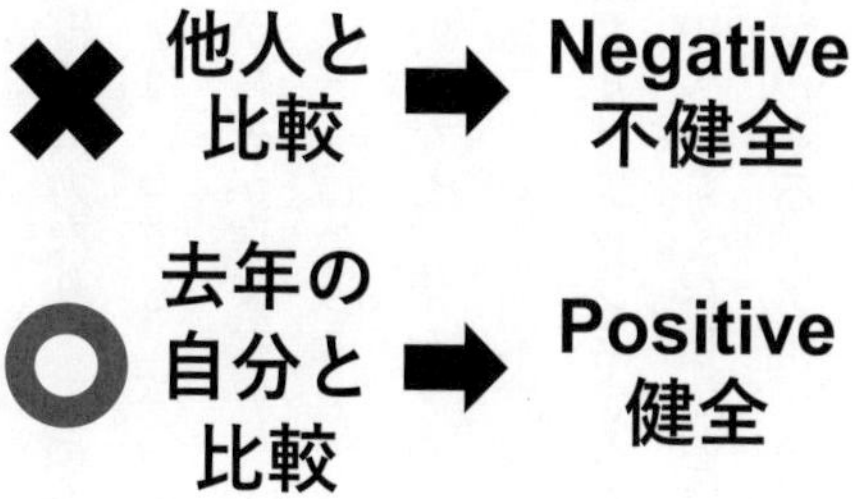

図10
業績を伸ばすための健全な考え

不健全である。

そうではなく、去年発表した全国規模学会が2回であれば今年は3回、去年書いた英語論文が1編であれば今年は2編、2編であれば今年は3編、というように、去年の自分と比べるのである。

会社員であれば、去年の売り上げや業績と比べ、今年は去年以上の実績を目指すのである。

このほうが、ずっとポジティブかつ健全である（図10）。

つまり、人と比べるのではなく、去年の自分と比べるのである。すると、気持ちがすがすがしくなり、学会発表や英語論文作成、仕事に対するモチベーションが高まり、結果的に自分を向上させることになる。

しかし、これらは一気には増えない。毎年、コツコツと学会発表し、英語論文を書いていくことにより、振り返れば5年で何編、10年で何編と業績が増えるわけである。

継続は力なり、である。

とはいっても、英語論文や依頼原稿などを書いていて、よい表現が浮かばないとか、ここから先が進まない、よいアイデアが浮かばないといったことをよく経験する。こんなときはどうしたらよいか?

いったん、手を休めて、トイレに行ったり、散歩したり、病棟に行ったりして、歩くのである。すると不思議なことに、よい表現やアイデアが浮かんでくる。身体を動かすと、頭もリフレッシュするのかもしれない。

皆さんもご存じかと思うが、中国の古典『帰田録』のなかに、三上(さんじょう)という言葉がある。アイデアがひらめいたり、文章を練ったりするのに最適な3つの場所は、「馬上・枕上・厠上」であるという意味である。

現代風にいえば、「車や電車・徒歩で移動中、ベッドで横になっているとき、トイレの中」となろうか。

確かに、車の中や歩行中、またベッドに入ってあれこれ考えているときに、よいアイデアや言葉が浮かぶことをよく経験する。

私も、デスクワークに疲れたら、聖路加国際病院旧館前の公園を散歩する。歩いていると、よいアイデアやフレーズが浮かぶものである。

それでは、移動中や散歩中、ベッドの上、トイレの中などで、アイデアが浮かんでもメモできない場合はどうするか？　後で思い出そうと思ってもなかなか思い出せないものである。

以前、あるミュージシャンの方が、ベッドの上で、ふっと頭に浮かんだリズムがあっても、その瞬間にメモしないと、永遠に思い出せないといっておられた。

何事も一期一会であり、同感である。

皆さんも実践しておられると思うが、私は、歩行中でも、どこにいても、すぐにスマートフォンでメモし、自分宛にメールで送っている。

私は、今でも残っている名言やことわざ・故事成語は、とても素晴らしいと思う。多くの先達が経験した教訓や真実を端的に表現して、後世のわれわれにアドバイスしてくれる貴重なプレゼントである。

それらのなかには、知っておくと得する言葉や同じ失敗を踏まない轍が多々ある。

私は手術中にしばしば、『徒然草』のなかの「高名の木登り」の話を紹介する。

これも皆さん、ご存じかと思うが、木登りの名人が、人に高い木に登らせて梢を切らせたとき、大変危なく見えたときには何もいわずに、降りるときに軒の高さぐらいになって初めて、「気をつけて降りろよ」という言葉をかけたという話である。

つまり、危ないところは気を張って注意しているから何もいう必要がなく、得てして、間違いや過ちは易しいところで起こすから言葉をかけた、という意味である。

手術でいうと、出血しやすい場所は、術者も気を張って慎重に操作を行うためとくに注意する必要はないが、いよいよ標本（手術で取り出す臓器）を摘出するといったところで、気を抜いて出血することがあるのである。

私の大学時代からの同級生で親友の貝原聡先生（神戸市立医療センター中央市民病院外科部長）は、肝切除中、もうすぐ肝臓を摘出できるという最終段階で短肝静脈（肝臓の背側にある、細いが下大静脈という太い静脈に注ぐため、裂けると大出血する静脈）が裂けて大出血した経験から、手術の工程としては、「9回の裏まで来ても、まだ5回裏くらいと思え！」といったそうである。

「高名の木登り」に通じる名言だな（笑）と思い、私も手術中によくその話をしている。標本を摘出して、止血して、ガーゼや手術器具などの異物のないことを確認して、ドレーン（手術後、血液や腹水などを体外に排泄するために、挿入する管）を適切な位置に留置して、さらに腹壁瘢痕ヘルニア（手術後、だいぶ時間が経って、腹壁を閉鎖するときに縫合した筋膜が裂けて、腹壁が弱くなり、主として腸管が皮下に脱出すること）や創感染をきたさぬよう丁寧に閉腹して、初めて手術終了なのである。

手術終了まで絶対に気を抜いてはならない。

最後に、私が尊敬するビジネスマンの一人であり、伊藤忠商事の社長や会長を務められた丹羽宇一郎氏の著書のなかから、内容はもちろん、そのタイトルがとても気に入っている本を紹介する。

『人は仕事で磨かれる』（文藝春秋）

まさにそのとおりである。

仕事を通じて学ぶこと、勉強すること、成長することが、いかに多いことか。

第4章で述べたエクセルを用いたスケジュール管理には、手術や学会、会議の日程に加え、学会抄録の応募締切日、依頼原稿や自分で設定した英語論文作成の締め切りなど、種々のデッドライン（お尻）が書かれている。それもカテゴリー別にカラーを変えている。

このように、仕事のデッドラインをまさに「見える化」することで、前もって準備でき、さくさくと仕事をこなすことができる。

デッドラインを設定し、計画性をもって、多くの完成度の高い仕事をこなしていくことで、人は磨かれ、成長するのである。

それらの達成感は格別であり、地道に汗をかいて努力した人間でなければ味わえない、極上の果実である。

第7章

挨拶、感謝、そして笑顔

「はじめに」で述べたように、拙著はもともと「外科医の仕事術」というタイトルで外科医を対象に12回の連載として執筆したものである。

したがって、第4章の「エクセルを用いたスケジュール管理法」や第6章の「デッドライン設定」は、外科医が仕事をするうえでの方法論として非常に重要なメッセージである。

しかし、私が伝えたいメッセージは、実はこのような方法論だけではない。人間教育や生き方である。

実は、これこそが私の著書や連載、講演の一番の特徴である。

医師が医学的なことを話すのは当たり前である。私は、当たり前以上のもの、予想を超えるもの、すなわちプラスアルファが大切であると思う。

先日、某大学の消化器内科准教授と話していて、私の講演についてこう評していただいた。

「これまで、いろんな医師の講演を聴いてきましたが、先生の講演はまったく違います。医師の講演は、海道先生の講演か、海道先生以外の講演か、に分けられるくらいです」

お世辞もあろうかと思うが、ありがたい言葉をいただいた。

私も医師になって、学会や研究会、講演会などで、多くの医師の講演を聴いてきた。

しかし、残念ながら、ほとんどの講演は、ご自分の専門的な内容を難しく、また細かな文字で、時には英語のスライドを使って話されるというパターンであった。

もちろん、医師の講演は学術講演であり、それはそれで間違いとはいえない。けれど、正直いって、つまらない講演が多かった。聞いているうちにふと眠くなる。睡魔に襲われる。

そこで、こう思った。もし私が講演する機会をいただいたら、ためになって、絶対に聴衆を寝かさないような講演をしよう！　と。

スライドやビデオを使って発表することを英語でプレゼンテーションという。

英語でpresentationと書くが、その語源をご存じであろうか？　present（プレゼント）である。

したがって、プレゼンテーションは聴衆へのプレゼントなのである。

読者の皆さんは、大切な人にプレゼントを買ったり、贈ったりするとき、どうするだろうか？　相手のことを考えて、どのような物がほしいか？　ネクタイであればどのような柄が似合うか？　どのようなシチュエーションで渡そうか？　などなど、相手にもっとも喜んでもらえるよう、真剣に考えるのではないだろうか？

それが、プロポーズや愛の告白、配偶者や恋人の誕生日や記念日などであれば、よりいっそう、真剣に考えるだろう。

したがって、語源どおり、プレゼンテーションもそれくらい真剣に、練りに練って講演内容を考え、スライドを作ってほしい。

私は、２００７年に京都大学肝胆膵移植外科に戻り、肝移植や栄養療法などで業績を上げることができるようになったころから、ありがたいことに学会や研究会などで多くの講演の機会をいただくようになった。

そこで、若いころ誓ったように、有益で絶対に聴衆を寝かせないような講演をしようと、スライドの構成、内容、テンポなど、聴衆の皆さんへの貴重なプレゼントとなるよう、練りに練ってプレゼンテーションをするよう心がけてきた。

それらの一つとして、私自身や偉人の言葉を引用して、人間教育や生き方などについても講演のなかで述べてきたのである。

また、もう一つの特徴はスライド枚数の多さである。

60分の講演であれば、通常、スライド1枚を1分とし、約60枚という講演が普通かもしれない。そのようななか、私の場合、60分の講演であれば、およそ360枚である。つまり、1分間で6枚である。

先ほど、聴衆を寝かさない講演と書いたが、同じスライドを1分も見ていると、どうしても眠くなる。そこで、同じスライドは長くても15~20秒しか提示せず、さらにアニメーション（フェードやワイプを好んで使用）を使って、動的なスライドにすることで眠くならないような工夫をした。

私は、講演の最初のほうで、「今日は講演時間が短いので割愛も多いのですが、スライドを360枚用意しました」と話し、驚いてもらう（いわゆる、つかみである）。

しかし、講演終了後は「360枚もあったとは思えませんでした」といわれる。聴衆をひきつけ、多いと思わせないのである。

講演中に枚数を伝えない場合は、講演終了後に、「スライドは何枚くらいあったと思いますか?」と尋ねる。

すると、「80枚か100枚くらいでしたか?」と答える方が多く、実際の枚数をお伝えすると、必ず驚かれる。

もし機会があれば、ぜひ、私の講演をお聴きいただきたい。

さて、2020年3月、聖路加国際病院にビッグニュースが飛び込んできた。

第2章で紹介したように、『Newsweek』が選ぶ「World's Best Hospitals 2020 in Japan」で、当院は日本1位、世界でも16位にランクされた(**表3**)。

大学病院を含む数多くの素晴らしい病院のなかで1位にランクされたということは、われわれ職員にとって大きな誇りである。

ちなみに世界1位は、アメリカのメーヨー・クリニック(ロチェスター)で、日本2位は東京大学医学部附属病院、3位は京都大学医学部附属病院である。

調べてみると、このランキングの基準は3つある。

表3　World's Best Hospitals 2020 in Japan（『Newsweek』）

rank	hospital	score	city	hospital beds
1	St. Luke's International Hospital	91.3%	Tokyo	520
2	The University of Tokyo Hospital	88.7%	Tokyo	1,217
3	Kyoto University Hospital	85.4%	Kyoto	1,121
4	Osaka University Hospital	83.8%	Osaka	1,086
5	Kameda Medical Center	82.9%	Kamogawa	917
6	Kurashiki Central Hospital	81.4%	Kurashiki	1,166
7	Kyushu University Hospital	81.3%	Fukuoka	1,275
8	Center Hospital of the National Center for Global Health and Medicine	81.0%	Tokyo	781
9	Toranomon Hospital Kajigaya	80.5%	Kawasaki	300
10	Juntendo University Hospital	80.3%	Tokyo	1,026
11	Nagoya University Hospital	79.6%	Nagoya	1,035
12	Hokkaido University Hospital	79.6%	Hokkaido	944
13	Okayama University Hospital	79.4%	Okayama	853
14	Japanese Red Cross Medical Center	79.1%	Tokyo	708
15	Chiba University Hospital	79.0%	Chiba	850
16	Teikyo University Hospital	78.9%	Tokyo	1,078
17	Iizuka Hospital	78.5%	Iizuka	1,048
18	Seirei Hamamatsu General Hospital	78.3%	Hamamatsu	750
19	Musashino Red Cross Hospital	78.0%	Musashino	611
20	Kyorin University Hospital	77.9%	Mitaka	1,153

①国内外の医療専門家による評判
②患者満足度
③病院機能評価（医療の質や感染予防措置の有無など）、である。
医療専門家の評判は、主として医療の質や教育システムについてであろう。患者満足度は、外来受診時や入院治療時における医師・メディカルスタッフの対応、医療の質、サービス、ホスピタリティー、設備などであろうか？

例えば、皆さんはレストランを選ぶ際、どのような基準で選ぶだろうか？　味やサービス、価格、知人やグルメサイトの評判などであろう。

これを病院に当てはめると、味は医療の質、サービスはサービス、評判は評判であり、ほぼ同じである。

一方、価格は、日本の場合、国民皆保険制度のため、個室代などを除けば、全国どこでも同じである（**図11**）。

したがって、医療の質を高くして、上質のサービスを提供し、評判がよくなれば、自ずと患者さんは増えると思う。レストランも病院も同じである。

この医療の質については、第12章で、膵臓がん手術におけるイノベーションを例に紹介

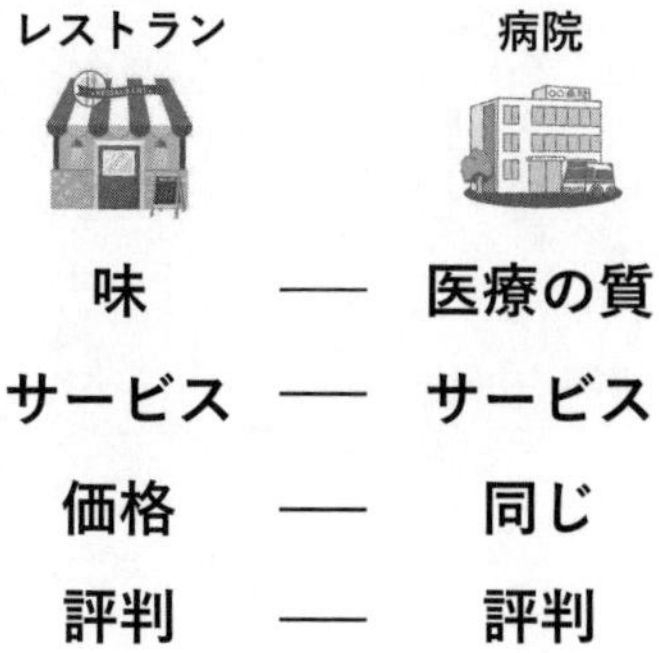
レストラン
病院
味 — 医療の質
サービス — サービス
価格 — 同じ
評判 — 評判

図11
レストランと病院を選ぶ基準

するので、ぜひお読みいただきたい。

繰り返すが、医師・メディカルスタッフの対応、医療の質、サービス、ホスピタリティー、設備などに対する患者満足度が高ければ、口コミでよい評判が広がり、さらに患者さんが増える。逆も然りである。

当院は、幸い医療専門家による評判と患者満足度のどちらにおいても高評価をいただいたということであり、大変ありがたい。

患者満足度に関して最近の経験を紹介する。

先日、私が膵臓がんの手術を行った患者さんが退院される際、こうおっしゃった。

患者さん「この病院に入院したら、もうほかの病院には入院できませんね」
海道「ありがとうございます。それはどうしてですか？」
患者さん「先生方も看護師さんも清掃の方も皆親切で、とにかく居心地がよいのです」
海道「そういっていただき、本当にありがとうございます。私もそう思います。皆に伝えておきますね」

手術目的で入院された患者さんにとって、適切な手術を受け、術後経過が良好で、早期に退院できることが最大のニーズであることは論をまたない。事実、その患者さんは、治癒切除ができ、術後良好に経過し、膵臓がんの術後8日目に退院された。

今や外科医にとって、よほどの難手術でもないかぎり、丁寧で質の高い手術を行い、術後合併症がないか、あったとしても適切に治療して、早期に退院していただくのは当たり前の時代である。

換言すれば、患者さんの身体にメスを入れるわけであるから、そのような技量をもち合わせた外科医しか、手術してはならないと思う。

したがって、手術以外のプラスアルファこそが患者さんの満足度を決定する。

そもそも医療はサービス業である。

デパートや商店であれば、顧客である消費者のニーズにマッチする商品を販売し、対価として代金をいただく。

われわれ医師やメディカルスタッフは、顧客である患者さんのニーズにマッチした診療というサービスを提供する。その対価として、診療報酬に基づき、診察料や治療費をいただくのである。れっきとした第三次産業である。

したがって、医療関係者は、顧客である患者さんのニーズに応え、適切で質の高い診療を行い、親身な対応をしなければならない。そのためには、上から目線ではなく、患者さんの気持ちがわかる〝普通の感覚〟であることが必要である。

しかし、年齢を問わず、医師のなかにはその根本を勘違いしている人が依然として見受けられる。

拙著『もし大学病院の外科医がビジネス書を読んだら～仕事や人生が楽しくなる〝深い話〟』（中外医学社）の冒頭で書いた言葉を紹介する。

「一医師である前に、一社会人であれ！」

医師も当然、社会人である。

会社員は学生時代の就職活動や入社後の新入社員研修を通して、社会人としての基本を学習する。

一方、医師は、医学部を卒業し、医師国家試験に合格すれば、病院に入職できる。初期研修の最初にオリエンテーションがあるものの、医師としての基本（らしきもの）やカルテの使い方、各種オーダー方法の説明などがあるだけで、会社員の新入社員研修とはまったく似て非なるものである。

したがって医師は、社会人としての基本を学ぶ機会がないまま、学生時代の延長の気分で初期研修医になり、専攻医となっていく。

これは、何も医師に限ったことではなく、看護師や管理栄養士などメディカルスタッフを含めた医療従事者全体に通じることであろう。

さらに、医師になれば「先生」と呼ばれ、何か自分が偉くなったような錯覚を覚えやすい。そのため、われわれ医療従事者は甘いのである。

例えば、病院の廊下ですれ違っても挨拶しない。スマートフォンを見ながら廊下を歩く。先輩、上司に対してきちんとした言葉遣いができない。白衣の前を開けてだらしない格好で歩く、などなど、枚挙にいとまがない。

同じことを会社で行ったらどうであろうか？

私は会社勤めをしたことがないからわからないが、きっと上司から厳しく注意されるであろう。

したがって、われわれ医療業界の人間こそ、企業人の考え方や作法、一般常識を学ぶべきである。そう思って、私は若いころから、ビジネス書を読んだり、マナーの本を読んだり、医療業界以外の人とも努めて交流をもつようにしてきた。

長らくそう考えていた私は、京都大学時代、以下のコンセプトでセミナーを企画した。

前述のように、医師は病院に就職しても、会社と異なりきちんとした新人教育の機会がなく、社会人としての基本マナーや常識を知らない、もしくは欠けることが多々ある。

また、医師になると、日々の臨床や研究の成果を学会で発表したり、英語論文を書いて世界に発信したりすることが求められる。そのためには、学会抄録やスライド作成、プレゼンテーション、統計解析、英語論文作成などの作業が必要であるが、学生時代はもちろん、医師になってからもこれらを系統的に教わる機会はない。

そこで、これらを同時に学べるセミナーがあれば有用ではないかと考え、京都大学肝胆膵移植外科在籍時の2019年1月21日月曜日の夕方、京都大学医学部附属病院の講堂で、「医療人のための学術・基本マナーセミナー」を開催した。先着50名には、拙著『外科医の外科医による外科医以外にもためになる学会発表12カ条』（へるす出版）をプレゼントした。

平日の夕方にもかかわらず、何と、約180名の方に参加していただいた（**図12**）。

このように、学術（抄録・スライド作成やプレゼンテーションのコツ、英語論文の書き方、臨床や研究の現場に役立つ統計手法）と基本マナーを短時間で同時に学べるセミナーは過去に例がなく、画期的であり、医学生や若手医師のみならず、中堅医師やベテラン医師、メディカルスタッフにとっても、大変有意義なセミナーになったと思われる。

また機会があれば、ぜひ、聖路加国際病院でも開催してみたい。

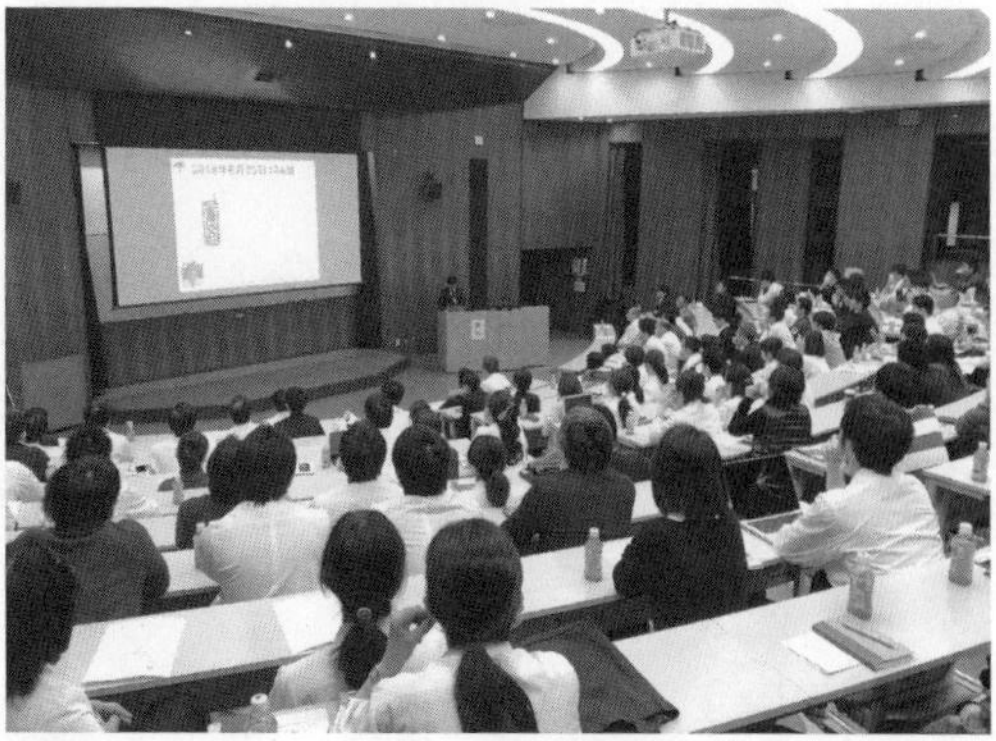

図12
2019年1月21日に京都大学医学部附属病院の講堂で開催した「医療人のための学術・基本マナーセミナー」

2020年4月1日、外科専攻医の入職にあたり、外科系の各部長が歓迎の挨拶をする機会があった。

その際、私はこういった。

「医学教育はもちろん大切ですが、私はむしろ人間教育を重視しています。そのために次の3つのことを実践して下さい。それは、挨拶と感謝と笑顔です。この3つを忘れずに、3年間、楽しく研修して下さい！」

消化器・一般外科部長がどのような医学的な話をするのかと想像していた専攻医の皆さんには意外だったかもしれない。

しかし、この3つは、「お金がかからず、今日からすぐに実行できて、職場や家庭が明るく・楽しく・すがすがしいものになる魔法の行動」なのである。

さらにこれらは、「初期研修医や専攻医のような若手医師でも、臨床経験が乏しくても実行でき、先輩や部長や院長や教授にも負けないこと」なのである。

むしろ若手医師が実行するほうが断然すがすがしい。


実は、着任する前、聖路加国際病院であれば、医師もメディカルスタッフも皆、廊下で会ったら、きちんと挨拶するであろうという、(勝手な)思い込みがあった。

しかし、実際着任してみると、意外にも、廊下ですれ違っても挨拶しない人が多く、残念だった。

そこで、それまでも自然にしていたように、毎日、毎朝、毎夕、医師やメディカルスタッフ、掃除のおじさん・おばさん、ボランティアの方々、さらには患者さんやご家族に対しても、院内の廊下ですれ違うたびに、「おはようございます!」「こんにちは!」「お疲れ様です!」と、相手の目を見て、相手より先に明るく、元気に声をかけるようにした。

そのためか、最近では着任当初より、私と同じタイミングで挨拶してくれる率が増えてきたような気がする。

患者さんの立場になれば、職員同士や、職員が患者さんに対してにこやかに挨拶している病院と、職員同士でも患者さんに対してもほとんど挨拶しない病院とでは、どちらの病院に受診したいであろうか？　どちらの病院を家族や友人に勧めたいと思うであろうか？　答えは明らかである。

挨拶は患者満足度向上にもつながる大きな要素である。

2021年4月1日、本年も外科専攻医の入職にあたり、挨拶の重要性を説いた。

元法政大学教授で、『日本でいちばん大切にしたい会社』シリーズ（あさ出版）を執筆された坂本光司先生は、著書のなかでこういっておられる。

「私が回った6600社の会社の1割は、好況でも不況でも快進撃なんです。共通項は、社員を大切にする〝人本主義〟を貫いていることです。社員が喜びを感じ、幸福になれて、初めて顧客に喜びを提供することができる」

最後の文を病院で例えるなら、「医師やメディカルスタッフが、日々、挨拶をして、コミュニケーションが良好で、楽しくチーム医療ができて初めて、患者さん（＝顧客）によいアウトカムを提供することができる」となるであろう。

職員自身が喜びを感じ、楽しく仕事していないと、患者さんに喜びを提供できないのである。

皆さん、自分の日頃の行動を振り返ってみて、あまり挨拶ができていないなあ、と思う人は、ぜひ今から挨拶を励行してほしい。

ご存じの方も多いと思うが、挨拶の「あい」には心を開くという意味が、「さつ」にはその心に近づくという意味がある。

したがって、挨拶とは、自分の心を開くことで、相手の心を開かせ、相手の心に近づいていくという行為なのである。

さらに挨拶には、部下をもつ上司にとって大きな効用がある。

部下に挨拶したとき、元気な挨拶が返ってきたときは、公私ともに順調にいっているな、体調も問題ないな、と考えて間違いない。

一方、挨拶に元気がない場合は、仕事上かプライベートで何か悩みがあるのかな？　うまくいっていないことがあるのかな？　体調が悪いのかな？　時間を作って相談にのってみようか？　と、部下についていろいろ案じることができる。

すなわち、挨拶は部下の心身状態を如実に表すバロメーターなのである。


感謝については、説明不要であろう。

人に何かしてもらったら、素直に「ありがとう」というのは、どの世界でも当たり前である。また、「ありがとう」といわれて、いやな気がする人は、まずいない。

私は、２００７年４月に京都大学肝胆膵移植外科に戻り、初めて上本伸二教授（現・滋賀医科大学学長）が執刀する肝移植手術に入ったとき、驚いた。

教授は、われわれ部下が糸を結んだり、ハサミで糸を切ったり、いろいろな場面で「サンキュー」といわれていたのである。

それまで一緒に手術に入った上級医のほとんどは、手術中に怒鳴ることはあっても、「ありがとう」と感謝の意を示されるようなことはなかったので、とても驚いた。

私もその習慣がすっかり移り、今でも手術中、無意識に「ありがとう」「サンキュー」といっている。

あるとき、上本教授に、どうして手術中に「サンキュー」と頻繁にいわれるのか、その理由を尋ねたことがある。

すると、イギリス留学時代、ボスが手術中に「サンキュー」「サンキュー」といっていたので、自然にそうなったといわれていた。


「サンキュー」以外に、私が手術中によくいう言葉を紹介する。

私の手術には、必ずレジデントが1名か2名入るので、教育の観点から、解剖に関する質問をしながら手術を進めていく。

膵頭十二指腸切除や肝切除の際、ある場面で必ず尋ねる質問がある。右胃大網動脈(right gastroepiploic artery)や右胃動脈(right gastric artery)、右肝動脈(right hepatic artery)、右肝静脈(right hepatic vein)を指して、「この血管は何?」と聞く。

最近のレジデントは学生時代、英語ではなく日本語で解剖を勉強するようで、英語で答えることは少なく、日本語で答えることが多い。

もし日本語で答えたら、さらに尋ねる。「英語では何ていうの？」

正解だと私はこういう。「That's right！」（そのとおり！）


笑顔の効用についても説明は必要ないであろう。

私は患者さんからよくこういわれる。実は、今朝もいわれた。

「先生はいつもニコニコしながら病室に来て下さるので、毎日、元気をいただいています」

「先生と話していると、元気が出て、前向きな気持ちになります」

私は、普段から笑顔を心がけているが、とくに患者さんの部屋を訪ねる際は、朝でも夕方でも、平日でも土日でも、「〇〇さ〜ん、おはようございます！」「〇〇さ〜ん、こんにちは！」と明るく挨拶して部屋に入る。

そして常に笑顔で、前向きな言葉をかけるようにしている。

笑顔には相手を幸せにする力があるし、本人も幸せで豊かな気持ちになる。皆の幸福度がアップするのである。笑う門には福来たる、である。

先ほどご紹介した坂本光司先生の言葉のなかに、〝人本主義〟という言葉があった。私も常々、「人」を大切にしたいと考えている。私にとっての「人」とは、私がかかわるすべての人である。病院の上司、同僚、部下、すべての職員、患者さん、ご家族、製薬会社の皆さん、家族、友人、講演を聴いて下さる方など、私がかかわるすべての人である。ということは、今現在、この本を読んでいただいているあなたも、私がかかわる人である。

ぜひ、本書から何かヒントを得て、実践して、すがすがしく幸せな社会人人生を送っていただきたい。


最後に、先日、肝内胆管がんの術後、患者さんを紹介していただいた消化器内科の先生に、手術が順調に終わったことをメールでご報告した後にいただいたお返事を紹介して筆をおきたい。

海道先生
ご連絡頂き誠に有難うございます。
無事手術が終わり嬉しく思います。
○○さんのことで強く覚えているのは、先生の外来受診前後での表情です。
私の外来には、まだ手術には否定的な気持ちで受診され、常に暗い顔をされていました。

しかし、先生の外来を受診した後、再度お会いした際には、曇りが晴れたかのように、晴れ晴れとした表情をされていました。

先生のお人柄が患者様から伝わり、私自身、先生のように患者を安心させてあげられるような医師になりたいと思いました。

（以下略）

消化器内科　○○　○○

過分な言葉をいただき、心から「感謝」である。

第8章

5つの成功体験
～強い組織を作る方程式はJ・J・K～

本書を手に取ってお読みいただいておられる方は、どのような方だろうか？今年または最近、社会人となり、仕事に対する取り組み方を勉強しようと思って買われた若手の方も多いであろう。

また、ご自身もさらに向上したいと思いつつ、課長や部長、支店長など組織の長となられ、部下をいかに育てたらよいかなど、日々悩んでおられる方もいらっしゃるであろう。

それでは、上司や組織のトップの役目は何であろうか？　会社であれば収益の増加やリスクマネジメントなど、外科であれば手術件数の増加や合併症率の低下など、仕事の内容に応じてさまざまであろう。

しかし、私が思うもっとも大切な役目は、「部下のモチベーションを高め、達成感を感じさせ、生き生き仕事できる環境づくり」である。これが実現できれば、結果として、仕事の成果や業績が上がり、部下の満足度や幸福度も上がるわけである。

それでは、そのコツは何であろうか？　それは、成功体験である。

外科医でいえば、「5つの成功体験」があげられる（図13）。手術がうまくできた、研究で興味深い結果が出た、学会発表がうまくでき、質疑応答もきちんと答えることができた、論文がacceptされた、賞を受賞した、などである。

5つの成功体験

1. 手術
2. 研究
3. 学会発表
4. 論文
5. 賞

図13
外科医の成功体験

上司の役目は、これらの成功体験を部下に味わわせることである。

ひとたびこれらの成功体験を味わうと、部下は達成感を感じ、モチベーションが湧く。そして、もっと成功体験を味わおうと、自主的に努力するのである。

誰でも、人からいわれてやるより、自分で考えて自ら行動するほうがうれしいものである。私もそうである。

さらに、部下の働く環境にとって妨げとなるような種々の問題が生じたら、自ら、あるいは上司に直談判してでも、それらを可能なかぎりよい方向に解決し、真面目に働く部下が、生き生き楽しく仕事できるような環境を作るべきである。

第7章で紹介した元法政大学教授で、『日本でいちばん大切にしたい会社』シリーズ（あさ出版）を書かれた坂本光司先生は、著書のなかでこういっておられる。

「安定的に業績が高い会社で、社員のモチベーションが低い会社はありません。経営者に言います。あなたが高めるのは社員のモチベーションであって業績ではない。勘違いしないで下さい」

私は、この言葉は、会社経営のみならず、病院経営や組織運営にも通じると思う。

まず、業績（会社でいえば売り上げ、外科でいえば手術件数や学会発表数・論文数）を上げろ、ではない。部下のモチベーションが向上すると、結果的に業績が上がるのである。上司は、そのアシストを行い、方法論を教えたらよい。

外科医を例にとって、図13の各項目における成功体験について、簡単に述べる。

1．手 術

やはり外科医であれば手術したいし、うまくなりたい。会心の手術ができたときの達成感は格別である。

しかし、私の若いころの大学病院は、若手が執刀できるチャンスは皆無であった。手術を執刀できるのは、教授・准教授・講師だけであった。

当時は、1年間大学病院で研修した後、翌年3月に、教授または准教授から赴任先を告げられ、2年目から関連病院に4、5年赴任するシステムであった。私の2、3学年上までは、じゃんけんかあみだくじで、卒業後2年目の赴任先を決定していた。京都大学外科にはそのような大らかでのどかな雰囲気(伝統?)があった。

私は大学病院での研修が終わりに近づいた2月ころ、当時の准教授に呼ばれ、種々の病院ランキングで必ずベスト10に入り、規模や病院機能評価において日本でも指折りの某病院に行かないかと、個人的に打診された。ありがたい話である。

しかし私は丁重に断った。その理由は、大学病院のようにスタッフが多い病院に赴任しても、自分で手術を執刀できる機会は少ないであろうとシンプルに考えたからである。

准教授は私の考えを理解してくれた。


その後、赴任先の一覧が発表され、私は兵庫県の公立豊岡病院に赴任することになった。

公立豊岡病院は、兵庫県北部の基幹病院で、待機手術はもちろん緊急手術も多く、多くの手術を執刀できるため、じゃんけんで決めていたころも、最初のほうで選ばれる人気病院であった。

私は病院のブランド（名）より手術機会（実）をとったのである。

実は、公立豊岡病院は学生時代に病院見学で訪れたことがあった病院で、縁を感じた。

実際赴任すると、部長以下、副部長、中堅のバリバリの外科医が2人、大学院に戻る前の若手外科医が私を含めて3人の計7人と、外科医の人数もバランスもちょうどよかった。

毎日、消化器がんや胆嚢摘出術などの手術が複数例あり、かつ地域の第三次救急病院であったため、急性虫垂炎や消化管穿孔などの緊急手術も多かった。

また、部長の方針で、主治医執刀制（上司ではなく、主治医が手術を行うシステム）であったため、外科医としてのトレーニングを積むには最高の環境であった。

赴任して2年目（外科医になって3年目）の5月、幽門輪（胃の出口）を越えて十二指腸に浸潤する進行胃がん症例の主治医となる機会を得た。

上司は胃空腸バイパス手術（がんを切除することができず、胃と小腸をつなぐ手術）となることを予想しておられたが、私は膵頭十二指腸切除（ＰＤ）の可能性も考え、しっかり手術書を読んで手順を頭に入れて、手術に臨んだ。その結果、無事、ＰＤを行い、胃がんを切除することができた。

この症例が私の初めてのＰＤであり、成功体験である。今でも患者さんのお名前を覚えており、忘れ得ぬ症例である。

ちなみに、公立豊岡病院の近くには城崎温泉や日本海、神鍋高原があり、城崎温泉へ露天風呂に入りに行ったり、冬場は午後からスキーに行ったりと、仕事以外にも楽しい生活を送ることができた。

以後も多くの手術を執刀させていただき、4年間の研修後、１９９2年4月、大学院生として大学に戻った。

大学に戻ってみると、やはり状況は同じで、若手外科医が執刀できるチャンスはなかった。自分でも同じくらいの手術ができるのに、と思ったこともあったが、口が裂けてもいえなかった。

1999年に助教になってからも同様であった。これでは、中堅~若手医師のモチベーションが下がる。

2001年から赴任した大津市民病院は、当時外科医が5人と少なく、そのぶん、あらゆる待機手術や緊急手術を執刀できた。

ただし、第1章で紹介したように、部長はとても怖い人で、理不尽に叱られることも少なくなく、パワーハラスメントが日常茶飯事であった。そのころ、パワーハラスメントがもっと一般的であったら、真っ先に訴えられていただろうというくらいの上司であった。しかし、手術は丁寧で、患者さんを大切にされる方だったので、尊敬できた。

赴任して6年目の秋、いろいろな手術を執刀したので、執刀したことのない手術は肝移植しかないなあと思っていたところ、新しく教授に就任された上本教授から電話があり、

2007年4月に京都大学肝胆膵移植外科・臓器移植医療部に戻ることになった。

2008年4月に移植部門の病棟医長（移植病棟の責任者で、術者を決める権限がある）となってからは、教授と相談し、ドナー手術もレシピエント手術もなるべく若手にチャンスを与えるようにした。

2009年10月に准教授となり、成人の肝胆膵移植外科の全領域の手術を行うチームが3チームとなって、各チームが肝臓・胆道・膵臓がんや肝移植を行うようになってからも、手術の難度に応じて、中堅～若手に執刀機会を与えるようにした。

そこで考えたのが、「手術の〝るるぶ〟」である（図14）。

旅行の〝るるぶ〟は、「見る、食べる、遊ぶ」であるが、手術の〝るるぶ〟は、「チャンスを与える、評価する、見て学ぶ」である。

「手術の〝るるぶ〟」の詳細は、図15をご覧いただきたい。

執刀のチャンスは誰にでも与えるものではない。とくに手術の場合、患者さんの身体にメスを入れるので、そんな無責任なことはできない。普段の診療姿勢や手術手技、能力を

手術の“るるぶ”

1. チャンスを与える
2. 評価する
3. 見て学ぶ

図14

1. 普段の診療姿勢・能力を見極めたうえで、チャンスを与える
2. 自分で手術して初めて、どの手技ができないかわかる
3. 自己評価・指導医評価をする
4. 上級医の手術を見て、自分ができなかった手技を学ぶ
5. 次回から、できるようになる

図15
手術の“るるぶ”の詳細

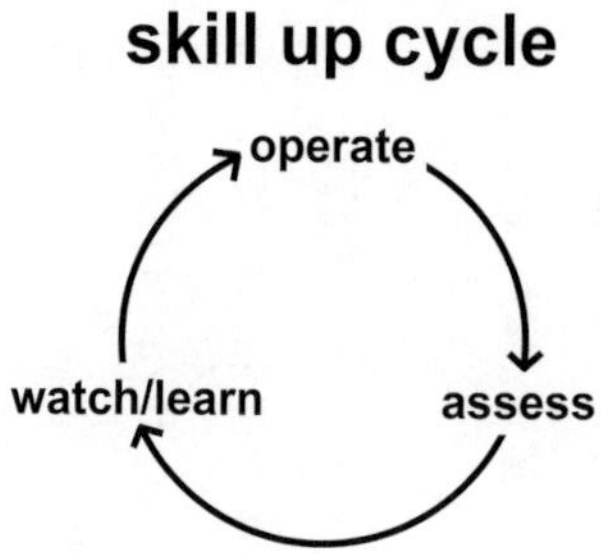

図16

見極めたうえでチャンスを与える。

手術は、助手としてまたは術野外から見ていると簡単そうに見えるが、いざ自分が手術をすると、意外に難しいという経験をされた外科医も多いであろう。

また、実際自分が執刀することで、どの手技ができて、どの手技ができないかが明確にわかる。それらを自分で、また指導医が評価するのである。そして、自分ができないところ、苦手なところを、上級医の手術を見て学ぶのである。すると、次からできるようになる（はずである）。

それを私は「skill up cycle」と名づけた（**図16**）。

その方針を続けた結果、２０１７年では、生体肝移植レシピエント手術（末期肝硬変など機能が低下した肝臓を全部摘出し、ドナーの正常な肝臓を移植する手術）の約50％、生体肝移植ドナー手術（肝臓を提供する手術）の70％強を助教が執刀した。以前であれば考えられないことである。

とくに高難度手術とされる肝移植の手術を執刀し、最後まで完遂することで、達成感を感じ、自信がつき、モチベーションが向上する。外科医にとって、何よりの成功体験である。

もちろん、若手が執刀しても、指導医が第1助手となりサポートしているので、患者さんにご迷惑がかからないよう、手術のqualityは担保されている。

ここでは肝移植の例を出したが、いきなり肝移植の手術を執刀するのはもちろん無理である。若手であれば、鼠径《そけい》ヘルニアや急性虫垂炎→腹腔鏡下胆嚢摘出術→腹腔鏡下胃切除術・結腸切除術……と、各手術において成功体験を得ることで、手術が楽しく、好きになるであろう。

2. 研究

第6章でも述べたが、研究においてはとくに指導者の責任が大きい。指導者も一緒に研究の計画を考え、実験やデータ収集、解析などの種々の過程で相談にのる。

研究では、失敗したり、思うような結果が出なかったりすることは日常茶飯事である。そこで、うまくいかなかったときにこそ、的確なアドバイスを送ることができるのが理想の上司である。

私は大学院の後半、京都大学ウイルス・再生医科学研究所で研究した。指導者は、京都大学外科の5つ先輩でおられる山岡昇司准教授であった。山岡先生のおかげで、肝細胞増殖因子の遺伝子導入に関する研究が実を結び、学位論文を書くことができた。

私の研究における最初の成功体験である。今でもとても感謝している。

山岡先生は、その後、フランスに留学され、東京医科歯科大学の基礎系講座（同医歯学総合研究科ウイルス制御学）の教授になられた。

私は、聖路加国際病院に異動後、御礼かたがたお会いしたいと思い、挨拶に伺った。その後、御茶ノ水駅からほど近い、山の上ホテルの「山の上」という天ぷら料理の店で、とても美味しい天ぷらのコース料理をご馳走になった。お酒を飲みながら、昔話や現在の話に花を咲かせた。楽しかったし、山岡先生の素晴らしさを再認識した時間だった。改めて、山岡先生との出会いに感謝した。

3．学会発表

学会発表は、医師であれば、一生かかわることである。それならば、好きになる、得意になるに越したことはない。

日本語での発表であれ、英語での発表であれ、学会発表やプレゼンテーションがうまくできたときの達成感は格別である。

基本は、見やすくポイントを押さえたスライドを作成すること、起承転結が明確であること、想定質問に対する回答を準備しておくことである。

それらのコツについても紹介したいが、紙面の関係上、割愛する。

本書ですでに何度も紹介したが、学会発表やプレゼンテーションにおける成功体験を味わいたい方は、ぜひ、拙著『外科医の外科医による外科医以外にもためになる学会発表12カ条』（へるす出版）を読んでいただきたい。

タイトルにあるように、「外科医以外にもためになる」プレゼンテーション向上についての本である。したがって、医師やメディカルスタッフなど医療系の仕事に携わっておられる方はもちろん、すべての職種の方にもぜひ、お読みいただきたい。

目にうろこがある人を見たことはないが、きっと目からうろこが落ちると思う。

4. 論 文

英語論文は、自分たちの仕事（術式や研究成果など）を世界に堂々と発信でき、priorityを得ることができる、知的で素晴らしいツールである。

外科医は皆、手術は大好きであるが、英語論文となると億劫になる。それはなぜか。英語論文を書かないほうが楽だからである。

それゆえ、鉄は熱いうちに打て、というように、若いころから英語論文を書く習慣をつけたほうがよい。

そして上司は、自分がしてもらったように、若手の英語論文作成の指導をし、revise（論文を投稿した後、そのまま採用ではないが、いくつか修正したら採用される可能性がある、というコメントをいただくこと）では response letter（各コメントに対して、適切な回答や修正箇所を明記した手紙）の相談にのり、accept（論文が採用されること）という成功体験を部下に味わわせてほしい。

私の最近の研究テーマに、「サルコペニア」がある。

サルコペニアとは、加齢やさまざまな原因で筋肉量が減少し、筋力や歩行速度などの身体能力が低下することで、最近、いろいろな分野で注目されている。

京都大学時代、肝胆膵移植外科領域におけるサルコペニアの意義を研究する〝サルコペニアグループ〟を作り、2013年以降、サルコペニア関連論文だけでも数多くの英語論文（2020年末現在75編）を執筆してきた。

おそらく、サルコペニア関連論文では、われわれの研究室が世界で一番多くの英語論文を発表したであろう。

その結果、多くの大学院生や留学生が成功体験を味わってくれた。

英語論文の書き方については、月刊誌『消化器外科』2020年8月号（へるす出版）の特集「英語論文作成のコツ」にもコツを紹介した。ぜひ、熟読して、英語論文作成のコツを学び、英語論文を書いて、多くの成功体験を得てほしい。

5. 賞

最近、各学会において、モチベーションを高めようと、種々の賞が設けられている。**図17**に2012年以降の、私と私が指導した部下やメディカルスタッフの受賞歴を紹介する。

やはり、賞をもらうと励みになるし、また頑張ろうとやる気が出る。

また、副賞として金一封をいただけることもあり、ありがたい。

今後は、聖路加国際病院の部下やメディカルスタッフに、ぜひ、受賞という成功体験を味わってもらいたいと思っている。

学会発表をするためには、演題を応募しなければならない。

医学系の主要学会では、学会開催の約半年前が演題募集の締め切りである。

2020年夏、2021年4月開催の第121回日本外科学会定期学術集会の演題募集

2012 年	日本静脈経腸栄養学会　フェローシップ賞（海道）
2013 年	日本肝移植研究会　優秀演題賞（栄養士） 日本静脈経腸栄養学会　味の素製薬 Award（栄養士） 日本肝臓学会 第 15 回 AJINOMOTO Award 最優秀研究賞（海道） 日本静脈経腸栄養学会 小越章平記念 Best Paper in The Year（海道）
2014 年	日本肝移植研究会　優秀演題賞（大学院生） ESPEN Travel Award（大学院生） ESPEN Outstanding Poster Award（大学院生） IHPBA 2014 Best Oral Award（海道）
2015 年	日本肝移植研究会　優秀演題賞（大学院生） ESPEN Travel Award（大学院生） 日本肝臓学会 OTSUKA Award（大学院生） 第 6 回臨床医学研究塾　Clinical Investigator Award（大学院生）
2016 年	日本肝移植研究会　優秀演題賞（助教） 日本肝移植研究会　優秀演題賞（大学院生） 日本静脈経腸栄養学会　Best Paper in The Year（大学院生） 日本静脈経腸栄養学会　Young Doctors Award（大学院生） APASL 2016 Investigator Award（海道）
2017 年	日本静脈経腸栄養学会　フェローシップ賞（大学院生） 日本肝胆膵外科学会　学会賞（医員） 日本肝移植研究会　優秀演題賞（助教） ESPEN Outstanding Poster Award（医員）
2018 年	日本静脈経腸栄養学会　Best Paper in The Year（大学院生） 日本肝移植研究会　優秀演題賞（助教・大学院生・大学院生） 第 12 回日韓移植フォーラム Young Investigators Award（大学院生） JDDW2018 若手奨励賞（医員） 第 9 回臨床医学研究塾 Clinical Investigator Award（大学院生） Outstanding Contribution Award（Hepatobiliary Surgery and Nutrition）（海道）
2019 年	日本消化器外科学会賞　若手医師部門（医員） 日本肝移植研究会　優秀演題賞（言語聴覚士） A-PHPBA 2019 Travel Grant（留学生，講師） IASGO-CME 2019 Best Paper Award（留学生） Outstanding Reviewer Award（Hepatobiliary Surgery and Nutrition）（海道）

図17

2012年以降の私と部下の受賞歴

があった。

私は、２０１９年10月に当院外科部長に着任したため、２０２１年４月開催の日本外科学会が、私が直接指導して演題を応募する初めての外科学会となった。

演題募集の案内が発表された後、すなわち、２０２０年の夏、聖路加国際病院消化器・一般外科のスタッフ全員に、演題を応募するよう命じた。それも一般演題ではなく、可能なかぎり主題演題（シンポジウム、パネルディスカッション、ワークショップなど）に演題を応募するよう伝えた。

また、研修医セッションという、医師になって2年以内の初期研修医（レジデント）が発表するセッションがある。そこで、演題応募時期に外科をローテーションしていた外科系志望の初期研修医６名（全員、２０２０年４月に医師になった1年目のジュニアレジデントで、事実上、医師になって数カ月）にも演題を応募するように伝えた。

さすが、聖路加国際病院の初期研修医は素晴らしい。やる気があるし、素直である。皆、「はい！」といって、積極的に取り組んでくれた。

そこで大切なのは第6章で繰り返し述べたデッドラインである。

演題応募締め切りというデッドラインから逆算し、応募セッションとタイトル連絡のデッドライン、私への抄録（発表内容の概要のことで、今回の外科学会の場合は８００字以内で記載）提出のデッドラインを伝えた。

抄録を私に提出したら、京都大学の部下に対しても行っていたように、何度も推敲のやりとりをし、完成度の高い抄録にして応募した。

上司は部下の倍、汗をかいて、ちょうどよいくらいなのである。

たとえ応募しても採択されるとはかぎらないが、宝くじと一緒で、応募しないと採択されない。


その結果、うれしいことに多くのスタッフや研修医の演題が採択された。とくに、研修医セッションには、何と応募した6人全員の演題が採択された。研修医は皆、医師になって初めての演題応募であったが、採択され喜んでいた。それも、外科の分野ではもっとも歴史と権威のある日本外科学会定期学術集会である。

レジデントにとって、学術の分野では初めての成功体験になったと思う。

さらに、一つの病院から6人の研修医が採択されることはまずないと思われる。実は、私が着任するまではゼロであったらしい。京都大学時代も、せいぜい1人か2人であった。今回、日本で一番多く研修医セッションに演題が採択された病院になったと思う。教育の聖路加国際病院の面目躍如である。

第2章で、「日本一の外科を目指して」と書いたが、この分野においては、早速「日本一」になることができた。

私にとっても、成功体験となった。

さらに特筆すべきは、外科系レジデントで今回応募した6人中5人が女性である点である。

当院では、とくにジュニアレジデントに女性医師が多い。1年目の外科系レジデントは、2020年は10人中6人、2021年は9人中5人が女性である。

今年、人間的にも医師としても非常に素晴らしい女性外科医（三本松毬子先生）が、消化器・一般外科に入局してくれた。お父さんも外科医で、聖路加国際病院で研修されたそうである。

彼女にはぜひ、女性外科医のロールモデルとなって輝いてほしい。すると、磁石に引き寄せられるように、また素晴らしい人材が入局する。よい連鎖が生まれるのである。

逆も然りである。よくない人材がいると、よい人材が入ってこない。この損失は計り知れない。組織の長は、優しいだけではダメである。冷徹になって、そういった人材には辞めてもらう判断を下すことも必要である。

つまり、組織にとってもっとも大切なものは人材（人財）なのである。

以前、阪神タイガースの勝利の方程式として、勝ちゲームのリリーフ投手の頭文字をとって、J・F・K（J：ジェフ・ウイリアムス、F：藤川球児、K：久保田智之）というものがあった。

私は、強い組織、成長する組織を作る方程式として、J・J・Kを提唱したい。

それは、よい人材（J）、よい人事（J）、よい環境（K）である。

真摯かつ確固たるポリシーをもって、よい人材を見つけ、採用し、部下が働きやすい環境を作る。組織の長は、これらに全身全霊をかけるべきである。そうすれば、自ずと組織は発展するのである。

2021年4月、京都大学肝胆膵移植外科在籍中にサルコペニアグループで指導し、2021年3月に大学院を卒業したばかりの宮地洋介先生にスタッフとして着任してもらった。

私は京都大学時代から、人間性に優れ、臨床と研究（学術）のバランスがとれた外科医、考える外科医を育成したいと思い、実践してきた。

研究を指導していて、宮地先生はそのバランスのとれた外科医であると感じており、声をかけた。

早速、病院に溶け込み、臨床に英語論文作成にと実力を発揮してくれている。

最近、コロナ禍でしばらく中止していた医学生の病院見学が再開され、毎週全国から医学生が見学に来ている。

お世辞もあろうかとは思うが、皆、当院・当科の雰囲気や手術・カンファレンスの様子を体験して、ぜひ、当院で研修したいといってくれる。今週見学に来てくれた女子医学生は肝胆膵外科志望で、当院で初期・後期研修をしたいといってくれた。

今後も、男性、女性にかかわらず、よい人材を採用し、聖路加国際病院消化器・一般外科で研修したい、入局したい、手術してほしいと思ってもらえるような魅力的な外科を作っていきたい。

ありがたいことに、着任して1年半であるが、この点に関しても実現しつつあると思う。

これも、私の外科部長としての成功体験である。

第9章

失敗から学ぶ

第8章で、5つの「成功体験」の重要性について述べた。

本章は、一転して真逆の「失敗」について述べたいと思う。

実は私は、成功と同じくらい、いや成功よりもむしろ失敗のほうが大切であると思う。

つまり、「成功は成功のもと、失敗も成功のもと」である。

前章であげた5つの成功体験のうち、手術・研究・学会発表・論文は、最初から成功する人はほとんどいないと思う。最初から成功すれば誰も苦労はしない。成功しないから、皆、成功を求めて、汗をかいてあれこれ工夫し、努力するのである。

また、いったん成功しても、次に失敗することもあろう。こちらのほうが普通である。


手術を例にあげよう。

外科手術に関する本のイラストを見ると、腹腔内臓器や各手順におけるシェーマが描かれているが、それはあくまで典型例である。患者さんは2人として同じ人はおられない。腹腔内の血管解剖、内臓脂肪の程度、手術歴の有無、がんの局在や進展度、正常肝か障害肝か、soft pancreas（正常な膵臓）かhard pancreas（がんに伴う膵炎のため硬くなっている膵臓）か、急性胆嚢炎であれば炎症の程度など、症例によりさまざまであり、難度も異なる。

典型的な症例の場合、手術の基本手技や基本手順を身につけている外科医であれば、ほぼ成功する。しかし、本当の実力が問われるのは、典型的ではない場合である。

膵頭十二指腸切除術であれば、幽門側胃切除後（胃がんなどで、胃の出口側の約3分の2～5分の4を切除する手術後）の場合、右肝動脈が上腸間膜動脈から分岐している場合、膵臓がんが横行結腸間膜や上腸間膜静脈（ＳＭＶ）に浸潤している場合などがあろう。

これらは術前画像検査でわかっているため、術中に驚くことはないであろうが、手術の難度はぐっと上がる。細心の注意を払って、残すべき血管や臓器を損傷させずに、丁寧に剝離し、血管合併切除・再建を行って、治癒手術を成し遂げなければならない。

また、手術によって気をつけなければならない箇所や出血しやすい場所がある。膵頭十二指腸切除術であれば、副右結腸静脈（横行結腸から流出する静脈で、胃からの静脈と合流してＳＭＶに注ぐため、第二または第三助手が横行結腸を牽引する際、牽引が強いと容易に出血し、執刀医に怒られやすい静脈である）や膵下縁でＳＭＶ左側前方に流入する小静脈（膵下縁でＳＭＶ前面の剝離をする際、不用意に剝離したり、電気メスで切離したりすると容易に出血する）、No.8aリンパ節（総肝動脈の前面にある膵周囲のリンパ節）と膵上縁の間の小静脈や冠状静脈（左胃静脈のことで、No.8aリンパ節郭清の際、総肝動脈と膵上縁の間を剝離したり、No.8aリンパ節郭清の左側縁を切離したりするときに出血しやすい。なおリンパ節郭清とは、がんの手術の際、転移しているかもしれないリンパ節を切除すること）などである。

これらの注意箇所を把握して慎重に手術すれば、出血なく、良好な視野で、気持ちよく手術できる。

私は、「出血は失敗」と考えている。したがって、術中、予期せぬ出血や予期していたのに出血させてしまった場合には、失敗ととらえ、原因を分析し、反省し、次に同じ失敗を繰り返さないよう肝に銘じる。

そのため、私は今でも、大きな手術の後は、レジデントが書く手術記録とは別に、自分で手術記録を書いて特記事項や反省点を記載している。

さらに、術式別に注意点を箇条書きにしている。そして、次に同様の手術をする前に読み返すことで、同じ失敗をしないよう心がけている。

つまり、自分の至らなかった点（失敗した点）を一つずつなくしていくことで、次により完成度の高い手術ができるよう日々、手術手技を磨くのである。それが、患者さんにとって一世一代のイベントである手術の執刀を私に任せていただくことへの責任であり、患者さんへの誠意である。

幸い、2019年10月に聖路加国際病院に異動後、胆道再建を伴う拡大肝切除術であっても、進行膵臓がんに対する膵頭十二指腸切除術であっても、皆さん、とくに大きな合併症をきたさず順調に経過し、退院されている。

われわれは、術前サルコペニア（筋肉量の低下ならびに筋力の低下または身体能力の低下と定義され、近年、いろいろな領域で注目されている）は術後の独立予後不良因子であると報告してきたが、やはり術後合併症が起きる最大の原因は手術にあるといってよい。

したがって私は、第2章でも述べたように、若い外科医に常にこういっている。

「患者さんの術後経過がよいと、患者さんはもちろんハッピー、ご家族もハッピー、医師もハッピー、病棟が平和だと看護師さんもハッピーなんだよ。だからこそ、外科医は絶対に手術中に手を抜いてはならない。完璧な手術をしなさい」

この精神で手術をしていれば、私が2020年の年頭に当たり、外科の抱負として述べた「zero mortality（手術による死亡をゼロにすること）、less morbidity（手術後合併症をできるだけ少なくすること）」は必ず実現できると思う。

だからこそ、外科医は細心の注意を払って、丁寧な剝離や吻合、止血などを行わなくてはならない。

また、「思い込み」も禁物である。内臓脂肪肥満の患者さんや手術既往のある患者さんの手術の際、消化管や脈管の解剖が完全に明らかになっていないのに、「たぶんこれだろう」と思い込んで切離する。その後、剝離を進めていくと、本来切離すべきでなかった消化管や脈管であることがわかり、どうしようもなく上級医を呼んでリカバリーしてもらう。リカバリーできる場合はまだよいが、リカバリーできない場合は生命にかかわる。

したがって、明確な自信がない場合は、いったんそれらをテーピング（血管や胆管を剝離し、テープをかけておくこと）しておいて、別の角度から剝離を進め、全体を俯瞰して、間違いないことを確認して切離すべきである。一種のリスクマネジメントである。

つまり、「ちょっと変だぞ？」という気づきが必要なのである。

どうしても術者は視野が狭くなりがちであるが、第一助手や第二助手は、冷静な目で、術者の判断がおかしいと思ったら指摘すべきであるし、術者も聞く耳をもつべきである。

「決して思い込まないこと！　確認してから切離すること！」である。


外科医を主人公にしたテレビドラマは、「白い巨塔」など数々あるが、最近、もっとも人気を誇っているドラマといえば、「ドクターX」（テレビ朝日）であろう。私も観ていた。

「ドクターX」といえば、米倉涼子さん演じる外科医・大門未知子が発する名文句が有名である。

「私、失敗しないので」

私は、半分賛成、半分反対である。半分賛成というのは、術者たるもの、入念に準備して、十分な技量を有して、さまざまな場面を想定し対処できれば、失敗しないからである。半分反対というのは、とはいえ、人間が行うことであるから失敗もある。失敗から学んで、反省し、次に活かせばよいのである。したがって、失敗は決してゼロでなくてもよい。

これは手術に限らない。仕事でも、プレゼンテーションでも、プライベートでも同じである。人生のあらゆる場面で、失敗はつきものである。すべて成功という人はいないであろうし、いてもそんな人は鼻持ちならない。成功体験80％、失敗体験20％くらいでちょうどよい。

悪いのは、失敗しても人のせいにしたり、目をそむけたりすることである。

誰しも失敗したら、その失敗にふれるのはいやである。しかし、失敗する場合は必ず自分に原因があるのである。短時間でもよいから、その失敗に対峙して、その原因を冷静に分析する。すると、いくつか失敗に至る原因が浮かんでくる。こうしたから失敗した、ああすればよかったなど。そして、次に同じ失敗を繰り返さないようにする。

したがって、失敗しないことが大切なのではなく、生命にかかわる失敗や取り返しのつかない大失敗をせず、失敗から正しく学んで次に活かすことが大切なのである。すると、次は高い確率で成功するであろう。

さらに、失敗を経験している人は、人に対しても優しくなれるし、温かくなるし、ひと回り人間として大きくなるのである。

松下幸之助さんの言葉を2つ紹介する。

まずは、上司の姿勢を説いた言葉である。

「部下が大きな失敗をした場合には、むしろこっち（上司）がそれを引き受けてやらないといかん。厳しさが10％、寛容が90％がよい」

上司たるもの、このような包容力をもって、部下を育てていかなければならないと思う。

次は、常に謙虚に努力する姿勢を説いた言葉である。

「事がうまくいったときは、運がよかったと考え、うまくいかなかったときには、運がなかったと思わず腕がなかったと考えたい。そうすれば、自分の力を上げざるを得ない」

何と素晴らしい言葉であろう。

人は、成功すると自分の実力、失敗したら運が悪かったからと思いがちである。

松下さんは逆である。成功したら、それはたまたま運がよかったから、失敗したら、それは自分の実力がなかったからと考えるのである。そうすると、常に謙虚に努力せざるを得ないし、天狗になることはない。

松下さんは、この言葉どおりの人生を送ってこられたから、一代であのような大会社を作ることができたのであろう。

私のような凡人は、うまくいくと自分の実力と勘違いし、有頂天になりがちである。まだまだ未熟である。常にこの言葉を胸に、自分を戒め、今後も謙虚に自分の実力を上げる努力を続けていきたい。

また、オリックスのシニアチェアマン（元取締役・前代表執行役会長兼グループＣＥＯ・元社長）の宮内義彦さんはこういっておられる。

「イノベーティブな経営者を育てる方法をあげるとするなら、『多くの失敗を経験させること』だと思います。実際、オリックスの経営幹部も向こう傷を負った人間や失敗案件の後始末で育った人間ばかりです」

失敗経験がない人は、多面的な発想がない。しかし、多くの失敗をした人は、失敗から多くを学び、発想が豊かになり、新たなものを生み出せるのだと思う。

宮内さんといえば、パ・リーグのオリックス・バファローズのオーナーである。

何を隠そう私は、オリックス・バファローズの前身である近鉄バファローズの大ファンである。

とくに、かつてオリックス・バファローズや近鉄バファローズの監督を務めた仰木彬さん（1935〜2005年）の大ファンである。

仰木さんは、知将であるのみならず、発想が柔軟かつ、当時、人気のなかったパ・リーグを盛り上げるためにいろいろなアイデアを考えたアイデアマンでもある。

例えば、当時、高卒3年目で二軍にいた鈴木一朗選手の類いまれな打撃センスを見抜き、一軍のレギュラーに抜擢した。加えて、登録名も、野球界で初めて、ファーストネームだけの、それもカタカナで「イチロー」にした。

その後のイチロー選手の活躍は説明するまでもないであろう。

さらに仰木さんのすごい点は、人を見る目があり、人を伸ばす能力に長けている点である。選手の能力を見抜き、開花させ、適材適所の選手起用を行い、その結果、近鉄バファローズとオリックス・バファローズの両球団において11年連続Aクラスと、常時優勝争いをするチームを作ることができた。

イチロー選手はじめ、野茂英雄選手、田口壮選手、長谷川滋利選手、吉井理人選手など、まだ日本人の大リーグ挑戦が珍しかったころに、多くの門下生が太平洋を渡り、大リーガーとなった。まさに名伯楽といえよう。

実は仰木さんは、現役選手のころも近鉄バファローズのコーチ・監督になってからも遊び好きで、多くの逸話があり、いろいろな失敗もしたそうである。

仕事もするし、遊びもする。成功もすれば、失敗もする。私はそんな人間味あふれる仰木さんが大好きだ。

私は、聖路加国際病院に異動後も、病院の自室のもっとも目立つところに仰木監督のサイン入り色紙を飾っている。さらに財布の中には、仰木さんのオリックス・バファローズ初代監督就任記念に作られた図書カードを、かれこれ20年以上、大切に入れている。


本連載を書いているのは、2020年8月16日の日曜日。今、お盆で京都にいる。20時から京都の伝統行事である、「五山の送り火」が行われる日でもあるし、人気ドラマ「半沢直樹」（TBS）の放映日でもある。

思い返すと、拙著『外科医の外科医による外科医以外にもためになる学会発表12カ条』（へるす出版）の第9条は「成功体験で〝倍返し〟だ！」だった。

これはもちろん、連載を執筆していた2013年当時、最高視聴率44・2%と平成の民放テレビドラマ史上第1位を記録したドラマ「半沢直樹」の主人公の名セリフ、「やられたらやり返す。倍返しだ!」をもじったものである。
くしくも7年後の2020年、2度目の「半沢直樹」が放映されるタイミングで再び連載を書いているとは、不思議な縁である。

その第4話のなかで、半沢直樹が戦いに負ければ翌日に出向を命じられるかもしれないというときに、部下に話した仕事に対する信念を紹介する。

「一つ、正しいことを正しいといえること。一つ、組織の常識と世間の常識が一致していること。一つ、ひたむきで誠実に働いた者がきちんと評価されること」

医師の世界も同じである。正しいことが正しいといえ、医師の常識が世間の非常識であってはならず、ひたむきで誠実に働いた者がきちんと評価される。当たり前のことであるが、医師の世界もそうあるべきである。

第1話では、こういっている。

「大事なのはどこで働くかじゃない。どう働くかだ」

所属する組織や職位ではなく、個人の能力で評価される時代である。
私も、どこで働いても、どんな職位であっても、患者さんのため、部下や職員のため、病院のために、利他の心で働いて、私がかかわる人を幸せにしたいと思う。

今、20時過ぎ。今年（2020年）は新型コロナウイルスの影響で縮小されたが、「五山の送り火」が点火されている。
「五山の送り火」の意味は、お盆の期間（8月13～16日まで）にあの世から現世へ帰ってくる祖先の霊たちを再びあの世へ送り届けるために「送り火」を焚くこと、とされている。

聖路加国際病院名誉院長の日野原重明先生も現世に戻ってきておられることであろう。母校のある京都に立ち寄っていらっしゃるかもしれない。


もうすぐ21時である。「半沢直樹」が始まる。

半沢直樹は、第3話でこうもいっている。

「大事なのは感謝と恩返しだ。この2つを忘れた未来は、ただの独りよがりの絵空事だ。これまでの出会いと出来事に感謝をし、その恩返しのつもりで仕事をする。そうすれば必ず明るい未来が開けるはずだ」

何と素晴らしい言葉ではないだろうか。

今日、私はさらに決意を強くした。聖路加国際病院という素晴らしい病院で仕事ができる縁や幸せに感謝し、今後も患者さんのため、部下や職員や研究者のため、そして病院のために、誠実にひたむきに仕事をして、2倍、3倍に恩返ししたい。
日野原先生が今夜、安心して天国にお戻りいただけるためにも……。

第10章

〝3つのNo〟を実践しよう！

本章では、聖路加国際病院消化器・一般外科の医局に貼ってある〝3つのNo〟を紹介したい。

実は、この〝3つのNo〟は、拙著『もし大学病院の外科医がビジネス書を読んだら～仕事や人生が楽しくなる〝深いい話〟』（中外医学社）や『外科医の外科医による外科医以外にもためになる学会発表12カ条』（へるす出版）でも紹介したものである。

また、学会のランチョンセミナーや講演のたびに必ず紹介してきた。

言い換えれば、それくらい私が大切にしており、多くの皆さんにお伝えしたいメッセージなのである。

だからこそ、2019年10月、聖路加国際病院に着任早々、大きな字で印刷し、医局の壁に貼り出した（**図18**）。

〝3つのNo〟は、連載の副題でもあった、すがすがしい人生を送るための私のポリシーの一つである。

第一のNoは、「No excuse（言い訳をしない）」である。

“3つのNo”

1. No excuse

2. No busy

3. No complaint

図18

皆さん、自分の胸に手を当てて、振り返っていただきたい。過去24時間以内に言い訳をしなかっただろうか？ どんなことでもよい。寝坊した、会社に遅刻した、カンファレンスに遅れた、待ち合わせに遅れた、手術で出血した、提出物や演題応募の締め切り、すなわちデッドラインに間に合わなかったなど、さまざまな場面で遅れや小さな失敗があったのではないだろうか。

それを、道が混んでいたからとか、処置やほかの用事をしていたからとか、患者さんが内臓脂肪肥満だったからとか、仕事が忙しかったからなどと言い訳をしていたら、進歩はない。言い訳からは何も生まれないのである。

いずれの場面でも、相手がいることであれ

ば、「すみません」と謝る。自分だけのことであれば、「自分の注意不足や気の緩みで失敗した」と正しく反省する。そして、次に同じ失敗をしないよう生活習慣や態度を改め、手術の技量を磨き、仕事の効率を上げたらよいのである。

すると、同じ失敗はしなくなり、自ずと言い訳をする必要がなくなる。それらの積み重ねで、成功÷失敗の比率（成功比）がどんどん上がっていく。

第9章で述べたように、「失敗したら正しく反省し、学んで、次に活かせばよい」のである。

私は、聖路加国際病院の種々の医局内カンファレンスや抄読会はじめ、私が委員長を務める会議は、すべてon timeで開始している。遅刻者を待たない。

どうして参加者がそろうまで待つ必要があるのか？　もし待てば、きちんと時間どおりに来た人の時間が無駄になる。参加者10人で5分待つと、全体で10人×5分＝50分無駄になる。

また、参加者が集まってから開始することが当たり前になると、反省していない人は遅れてもよいと思ってしまう。

しかし、on timeに開始すると、反省して、次は遅れたらいけないと思う（はずである）。

かくいう私も、ほかの用事をしていて、カンファレンスに1、2分遅れることがある。そのときは、部長であっても、「すみません」と謝って席に着く。部下は私の方針を理解しているので、私を待つことなく、on timeにカンファレンスを始めてくれている。それでよいのである。

第二のNoは、「No busy（忙しいといわない）」である。

医師のみならず、社会人が、院内外や社内外で知人と会ったときの挨拶といえば、「どう、忙しい？」ではないだろうか？　現役の外科医やバリバリの社会人であれば「忙しい」のは当たり前である。忙しくなかったら、仕事が少ないということであり、むしろ寂しい。したがって、「忙しい」という時間があれば、「忙しい」といわず、ぐっと飲み込んで、仕事をすればよいのである。

これが、No busy（忙しいといわない）である。

Excuse同様、busyからは何も生まれない。むしろマイナス、negative wordである。そうはいうものの、人から「忙しい？」と聞かれて、「いや忙しくないよ」と答えるのも、野暮である。会話のキャッチボールにならない。

そういう場合には、こう答えたらよい。

「いやあ、手術や仕事がたくさんあって、楽しいよ！」

これなら事実であるし、何て前向きな人なのだろう、と感心してくれるであろう。

忙しいの「忙」の字は、「心を亡くす」と書く。あまりに忙しいと心を亡くしてしまうのであろう。そのため、実際に忙しくても、仕事を楽しむようにして、心を亡くさないよう心がけたいものである。

それでは、どうしたら仕事を楽しめるのだろうか？

第4章で紹介したが、「仕事に追われるのではなく、仕事を追っかける」ようにすれば、仕事が楽しくなる。そのための方法論として、同じく第4章で詳細に述べた、「エクセルによるスケジュール管理」を実践してほしい。

私は、パソコンを3つ（自宅用と病院用のMacBook Proと出張用のMacBook Air）とiPhoneを持っている。それらをiCloudで同期させているため、どのパソコンやiPhoneからもスケジュール管理ができ、依頼原稿や論文作成、査読、スライド作成など、最新の状態で仕事ができるようにしている。そして、済ませた仕事は取り消し線で消していき、ささやかな達成感を味わうようにしている。

第三のNoは、「No complaint（愚痴をいわない）」である。

愚痴をいってもうれしいのは自分だけである。聞かされたほうはちっともうれしくないし、むしろ不愉快である。非生産的である。

さらに、愚痴は基本的に他人の悪口であるため、慎むべきである。

しかし、私は愚痴を完全には否定しない。それは、愚痴には内容によっては非常に重要な要素が含まれているからである。「よい愚痴」である。

そもそも愚痴とは、現場の問題点があって、解決できないため、他人に愚痴としてこぼすわけである。

「マネジメントの父」として知られるピーター・ドラッカー（1909～2005年）は、こういっている。

「企業の目的は顧客の創造である。したがって、企業は2つの基本的な機能をもつ。それが、マーケティングとイノベーションである」

マーケティングとは、「顧客のニーズを知り、市場を作り、広げる」ことであり、イノベーションとは、「新しい見方・考え方で、事業によい変化を起こす」ことである。

したがって、現場の問題点は「ニーズ」になり得るのである。「ニーズ」として前向きにとらえ、新しい見方・考え方でよい方向に変化させることができれば、イノベーションをもたらすことができる。すると、非生産的であった愚痴が、一気に生産的なものに変わる。

繰り返そう。問題点を「ニーズ」にすればプラス、「愚痴」にすればマイナスなのである。

以上、たった3つのNoである。

しかし、たった3つであっても、ついつい口から発してしまいがちなのが、excuseであり、busyであり、complaintなのである。だからこそ、私が若いころから、努めていわないようにしようと長年にわたり自分に戒めてきたポリシーなのである。

読者の皆さんも、試しにまず今日1日、〝3つのNo〟を守っていただきたい。守れたら、明日、明後日、そして1週間と守っていただきたい。

しかし、おそらく3日も守れないと思う。それくらい口癖になっているのが、この3つなのである。

それゆえ、もし本当に1週間、1カ月守ることができれば、爽やかで清らかな気持ちとなり、すがすがしい生き方ができると思う。

大げさにいえば、このたった〝3つのNo〟を実践するだけで、これからの人生が変わるかもしれない。

野球が好きな方はもちろん、野球にあまり興味がない方でも、石川県の星陵高校から巨人にドラフト1位で指名され、プロ野球で活躍した後、大リーグのヤンキースに入団した松井秀喜さんの名前を聞いたことがあろう。

松井さんは、スター選手が多く名門球団のヤンキースで、日本人でありながら4番打者を務め、2009年にはワールドシリーズ（日本シリーズに相当する大リーグの優勝決定戦）で優勝し、ＭＶＰを受賞した。もちろん、日本人初である。

２０１３年には、長嶋茂雄さんと共に国民栄誉賞を受賞された。

その松井選手を指導した星陵高校の山下智茂元監督の言葉を紹介したい。

「心が変われば行動が変わる。行動が変われば習慣が変わる。習慣が変われば人格が変わる。人格が変われば運命が変わる」

今から心がけを変えるだけで、運命や人生が変わるのである。

人生は一度きりである。ならば、より人間性を磨き、より素晴らしい人生を送ったほうがよいに決まっている。


また、聖路加国際病院名誉院長の日野原重明先生もこういわれたという。

「鳥は飛び方を変えることはできない。動物は、這い方、走り方を変えることはできない。

しかし、人間は生き方を変えることができる」

鳥や動物にはできないが、人間はこれまでの人生を振り返って、反省すべき点や新たな考え、決意があれば、これからの生き方を変えることができるのである。人生は、自分で作っていけるのである。

しかし、そういうと、次のような〝言い訳〟をする人がいる。

「年だから、もう遅いよ」

そんな人には、次の言葉を贈ろう。

「今が一番若い」

明日は、今日より1日、年をとる。明後日は2日、年をとる。したがって、何かを始めようとするときに年齢は関係ない。今が一番若いのだから。

年齢より、何かを始めようとする意思のほうが大切なのである。

つまり、自分の可能性の芽を摘み、自分を老け込ませるのは、他人ではなく、まぎれもない自分自身なのである。

かくいう私も、まだまだ新しいことにチャレンジしたいし、気持ちは青年外科医のままである。

NHKの人気番組「チコちゃんに叱られる!」のチコちゃんは「永遠の5歳」であるが、私は心身ともに「永遠の35歳」であり続けたいと考えている。

事実、聖路加国際病院に異動してから、肝臓・胆道・膵臓がんなどを中心に多くの手術を執刀し、新たな術式を施行し、新たな研究テーマに取り組んでいる。

また、後述するが、コロナ禍で現地開催の学会や研究会、講演がほぼなくなり、出張が減り、病院にいる時間が長くなったことで、毎日、患者さんの状態を把握できるようになった。

その結果、去年の今ごろは思いつかなかった、肝胆膵外科の常識を打ち破るような、「聖路加の新たな常識」も実現することができた。

最後に、稲盛和夫さんの「人生の方程式」を紹介して、本章を終えたい。

「人生・仕事の結果＝考え方×熱意×能力」

人生や仕事の結果は、考え方と熱意と能力の3つの要素のかけ算で決まるという。

このうち、熱意と能力はそれぞれ0点から100点まであり、これらのかけ算であるから、能力があっても努力を怠った人より、自分は普通の能力しかないと思って人一倍努力した人のほうが、はるかに素晴らしい結果を出すことができる。

これに考え方をかける。考え方とは、心のあり方や生きる姿勢であり、マイナス100点からプラス100点まである。

したがって、考え方しだいで人生や仕事の結果は180度変わってくる。

稲盛さんは、このプラス方向の考え方として、以下のように述べている。

・常に前向きで建設的であること
・感謝の心をもち、みんなと一緒に歩もうという協調性を有していること
・明るく肯定的であること
・善意に満ち、思いやりがあり、優しい心をもっていること
・努力を惜しまないこと
・足るを知り、利己的でなく強欲ではないこと(すなわち、利己ではなく利他)

熱意や能力はもちろん、これら人間としての正しい考え方をもつことが、人生や仕事において何よりも大切になると説いている。

今、改めて稲盛さんのこの言葉を読み返し、心が洗われ、すがすがしい気持ちになった。

私はまだまだ人生の途中にある。

今後も、正しい考え方と熱意、そして高い志をもって、患者さんのため、聖路加国際病院のために努力していきたい。

第11章

Positive, Honest, Quick response

第10章では、〝3つのNo〟を紹介した。

本章では、私の仕事における〝3つのポリシー〟を紹介したい。それは、「Positive, Honest, Quick response」である。

1. Positive

これにはいろいろな意味がある。まずは「前向き」という意味である。どんなことでも、何が起きても、常に瞬時に前向きに考える習慣にしている。

例えば、寝坊しても、「寝坊したのが今日でよかった。もっと大事なときに寝坊しないよう、これからは早く寝て早く起きるようにしよう」と考える。遅刻しても、「今日、遅刻したお陰で、次からはもう少し余裕をもって家や病院を出なければいけないとわかった」と考える。仕事で失敗しても、「この失敗から、次からはどのようなことに注意したらよいかわかったぞ」などと前向きに考える。

すると、寝坊や遅刻や失敗というマイナスを瞬時にプラスにして、次につなげることができる。

何でもよい方向に考えるのである。これは第9章で述べた、「失敗から学ぶ」にも通じる考え方である。

次は、「楽観的」という意味である。

仕事のデッドラインが迫っていても、「まあ間に合うだろう」と自分を追い詰めずに楽観的に考える。

もちろん、そういってデッドラインに遅れてしまっては、社会人として失格である。これまでの自分の経験から、すべき仕事量と仕事に使える時間とを計算して、これなら間に合わせることができるという確固たる自信があってこそである。過去の成功体験がベースになるのである。

自慢ではないが、実は、本連載もいつもデッドラインぎりぎりに書いている。しかし、毎月、最終デッドラインは守って、原稿を送っている。

先週は、手術や外来以外に、水曜日の夕方はオンライン講演会（全国で6000人以上の方が視聴していただいたそうで、従来の集合型講演にはないメリットを痛感した）、木曜日は文部科学省科研費の大学内締め切り、土曜日は日本肝臓学会のweb講演などとイベントの多い週であったが、すべて無事にこなし、この第11章もデッドラインを守って書き終えた。

また、何か問題が起きた場合でも、きちんと対処さえしていれば、あとはあまり心配せず、そのうちよい方向に向かうであろう、と楽観的に考えるようにしている。

社会人として生きていれば、仕事や人間関係において、さまざまな問題やトラブルが降りかかってくる。それらをすべて真正面から受けていては、身体がいくつあっても足りない。

私は、社会人にとって重要な資質の一つに〝ストレス耐性〟があると思う。

仕事上の問題は自分で解決できることが多いからまだよいが、厄介なのは人間関係である。他人との問題であるため、自分では解決できないことがほとんどである。

さらに困ったことに、善良な人間ほど、問題がある人間からの被害を受けやすい。憎まれっ子、世にはばかる、である。

これらに起因するストレスに耐えきれなければ、精神的に追い込まれ、肉体的には胃潰瘍や十二指腸潰瘍などを患い、心身ともに病んでしまう。

したがって、これら種々のストレスに負けないこと、すなわち〝ストレス耐性〟が社会人には重要である。

仕事上のストレスを軽減する最善の方法は、問題点を解決すべく、早く正しく対処しておくことである。あとは、その時々の状況において、最善の判断をしていけばよい。

一方、人間関係の場合は、どう考えても相手に非があるのに自分が責められるような事案であれば、第三者に事実を説明し、自分の正当性を毅然と主張しておくことが重要である。

それには、日ごろの行動が大切である。日ごろの行動によって、「彼(彼女)に限って、そういうことはない」と好意的にみられる場合も、「彼(彼女)なら、そうかもしれない」と批判的にみられる場合もあるからである。

したがって、普段から自らを律して行動すべきである。

また、お酒やスポーツ、趣味などでストレスを発散するのもよいであろう。ただし、それらは現状逃避であるため、まずはすべきことをした後である。

さらに、渡辺淳一さんがいわれる「鈍感力」も、ストレス社会を生き抜くうえで非常に重要な知恵である。失敗やつらいことにあまりくよくよせず、よい意味で鈍感になって、前に向かって明るく生きていく能力もきわめて大切である。あとは、時が解決してくれる。第1章で紹介した、「晴れ男」も、私の「楽観性」の一つである。

これまでの人生を振り返ってみても、旅行や講演などの際、高い確率で晴れたり、雨の予報でも雨が止んだり、晴れ間が見えたりした(気がする)。

おそらく、私のような自称、「晴れ男(女)」と「雨男(女)」の2群間で、重要なイベント時に晴れる確率を比較しても統計的な有意差はないであろう。つまるところ、物の考え方である。

旅行や大事な用があるときに晴れれば、やはり自分は「晴れ男」なんだと得意げに覚え、さらに自信を深める。

一方、もし雨が降ったとしても、「雨男」と悲観的に思わず、たまたま雨が降ったのだと気にとめない。もしくはすぐに忘れる。

このように、自分は「晴れ男(女)」だと思うほうが、楽しく、前向きな人生を送ることができるのではないだろうか。

さらに、「積極的」という意味である。

人生は一度きりである。一度きりの人生であれば、自分自身を高めたい。そのためには、人間性を磨き、多くの仕事をしたい。

外科医である私にとっては、多くの質の高い手術をして、多くの患者さんを助けたい。多くの学会発表をして、多くの英語論文を書きたい。そして、多くの人を育てたい。第5章で述べた、「外科医の王道」である。

そして、現状に甘んじず、常に新しいことにチャレンジする。第10章でも述べたが、2019年10月に聖路加国際病院に異動後も、新しい研究テーマや新しい術式に取り組んでいる。常に自分が成長するように努力するのである。なぜなら、自分を老け込ませるのは、まぎれもない自分自身だからである。何事をするにも遅いことはない。

部下と上司である自分のモチベーション向上の秘訣は、「部下には成功体験を、自分は新たなチャレンジを」である。

「楽観性」について調べていたら、『心理学評論』という医学雑誌に京都大学大学院教育学研究科（当時）の橋本京子先生らの「楽観性とポジティブ志向（思考ではなく、志向）が幸福感に及ぼす影響」という論文があったので紹介する（＊1）。

筆者らは、「上方志向、すなわち現状をよりポジティブにとらえるような認知が楽観性と幸福感の間を媒介する重要な因子であることが明らかになった」と述べている。

そのなかで、楽観性と幸福感や身体的健康との関係の例として、「冠状動脈（心臓の筋肉に酸素を運ぶきわめて重要な動脈）バイパス手術を受けた患者について、楽観性の高い者は、術後の経過がよく、退院後の生活に戻るのも早かった」という論文（＊2）を紹介しており、非常に興味深い。病は気から、というが、まさにそのとおりである。

さらに、その楽観性が幸福感に結びつく理由として、「楽観性が高い場合は、目標が達成可能だというポジティブな期待をもつため、誇り、感謝、安堵などのポジティブな情動をもつ。これに対して、楽観性が低い場合は、悪い結果を予測するため、不安、怒り、絶望などのネガティブな感情をもつとされる。このことは、困難や問題に直面した場合にも当てはまる」

また、楽観性の高い者と低い者との大きな相違点は、その行動の持続性にあることが指摘されている。「楽観性の高い者は、ポジティブな結果を実現できると期待するため、たとえ状況が困難なときであっても、望んだ結果や目標を得るために粘り強く努力し続けるのに対して、楽観性の低い者は、将来にポジティブな結果を期待しないため、努力することをあきらめ、目標を放棄してしまいやすい。したがって、楽観性が高いと、目標志向的な行動をあきらめずに継続し、結果的に望んだ結果や目標を達成しやすいと考えられる。また、楽観性が高い場合は、粘り強く努力を続ける結果、多くの社会的資源や高い地位を得やすいことも指摘され、その結果として高い幸福感を得ることができる」と述べている。

楽観性↓望んだ結果や目標を得るために粘り強く努力可能↓目標達成・高い地位↓高い幸福感・成功、というわけである。


また、精神科医の浜野ゆり先生は、「楽観性は能力以上に人生の成功をもたらす」と述べておられる。

つまり、「人生を自分の願うとおりに進め、成功を手に入れるためには、生まれもった能力以上に、楽観的な物事の見方をできることが重要である」ことが、長年の臨床心理学研究からわかったとのことである。

やはり、心理学的にも楽観的な考えは望ましいようである。

さらに、こう付け加えておられる。

「たとえ現在のあなたが、不安が強く、悲観的なタイプであっても、この楽観性というものは幸いにして、後天的に自分で鍛えて、高めていけることもわかりました」

したがって、もしあなたが現在、悲観的な人間であっても、訓練によって楽観的な考えを身につけることで、より成功に近づくことができるのである。

これまで、私のポリシーの一つである「Positive」について心理学的な分析をしたことはなかったが、なるほどどうならされた。

2. Honest

Honestとは、正直かつ誠実であることである。これは、社会人としてのみならず、人間として非常に重要なことである。

ニュースや新聞において、政治や社会における事件や問題を目にしない日はない。オレオレ詐欺に代表される各種詐欺事件やマンションの耐震偽装事件、森友・加計問題など、枚挙につきない。

医学の世界においても、腹腔鏡下手術での医療事故や降圧薬の臨床試験における不正など、さまざまな事件があった。

それらはすべて、発端となった当事者の不誠実さから起きたといっても過言ではない。当事者が誠実であれば、そのような事件は起こらないか、問題を最小限に抑えることができたはずである。

とくに政治の世界では、われわれがみても明らかにおかしい、明らかな嘘であると思うことでも、国会答弁や記者会見で平気で強弁したり、誤魔化したり、「記憶にない」「……と認識している」などと、後で事実を指摘されても逃げることができるようあいまいな言葉で回答したりする。誠実さのかけらもない。

麻雀事件で未遂に終わったが、検察官人事でも自分に都合のよい判決がなされるよう、横車を押すような人事が行われそうになった。

このような例は枚挙にいとまがない。

元来、日本をよくしようという志をもって入省したはずの優秀な官僚も、官邸に人事権を握られているせいか、政治家に忖度する場面を多く目にする。

そもそも官僚をはじめとする公務員は国民の公僕であり、官邸を向いて仕事をするものではない。国民のほうを向いて仕事すべきである。

いち早く、官邸は官僚の人事権を放棄して、正しい方向に修正すべきである。

最近、この傾向がとくに顕著になってきた。新型コロナウイルスに対する経済政策であるＧｏ ＴｏトラベルやＧｏ Ｔｏイートも、主旨が観光業界や外食業界の振興であれば、シンプルに支払いの際、宿泊料金や飛行機・新幹線料金、食事料金を割引し、そのぶんを各業者が役所に請求する仕組みにしたらよい。そうすれば、政治家や一部の業者の利益誘導の問題はなくなるし、素早く公平に実行できるはずである。

疫学的にもＧｏ Ｔｏイートが新型コロナウイルス感染を助長したことは間違いないと思われ、政府が新型コロナウイルス拡大策を行ってどうするのであろうか。

もっといえば、消費税を一律に減税したらよい。そうすることで、いち早く全国津々浦々で消費需要を喚起できるであろう。

それでは、なぜそうしないのか？ 説明は不要であろう。政治家や一部の業者にとって、うま味がないからである。国民にとって望ましいことより、政治家や一部の業者にとって望ましいことをする。

政治家の方々には、それらの原資の多くはわれわれ国民の税金であることを忘れてほしくない。税金は国民のために正しく使っていただきたい。「正しいことを正しく」実行してほしい。

間違っていることは正しく認め、謝り、そして改める。それには、政治家も官僚も医師も関係ない。外科医も、何か問題があれば隠蔽せずに正しく、真摯に患者さんに説明し、快方に向かうよう親身になって最大限の対策を講ずる。政治家も国民のために正しいと思えることを正しく実行する。人間として当たり前のことである。

政治家や官僚がどのような発言をし、どのような態度をとるか、国民はきちんと見ているのである。

次世代を担う若者や子どもたちにとって、大人が手本となるような正しい世の中にならなければならない。そう願うばかりである。

とても外科雑誌の連載に書いたとは思えないような熱い内容になってしまったが、私は曲がったことが大嫌いである。

よく部下にもいうが、私の生き方は「人生ストレート」である。変化球は使わない。権謀術数や理不尽なことが大嫌いである。

外科医として、人として正しいことをする。人間性を磨き、外科医としての実力や業績を積み重ねる。そして、それを周囲に評価していただく。結果に対しては、言い訳をせずに甘んじて受ける。何とすがすがしい生き方ではないだろうか。

実は、医学の世界にも政治がはびこっている。とくに教授選はそうである。最近では、東京大学の総長選挙も公正性・透明性が問題になっている。

私もこれまでの外科医人生のなかで、多くの権謀術数や理不尽を見聞きしてきた。変な根回しや駆け引き、取引は一切不要である。公明正大、クリーンであるべきである。人間性、実力、将来性などを評価し、その立場にもっとも相応しい人を選んだらよいだけである。

私は常々、どんな業界であっても、正しく頑張った人、汗をかいた人が報われる、そんな当たり前の社会であってほしいと願っている。

3. Quick response

これは、読んで字のごとく、素早く反応することである。

メールを見たら、すぐに返事をする。資料などの確認が必要で、返事に時間を要するものであれば、とりあえずメール受理の返事をし、その旨を記載する。百歩譲っても、その日のうちに返事をする。仕事を頼まれたら、緊急度と重要度のバランスから優先順位をつけて、予定表に記入し、素早くこなしていく。

実は、この仕分けこそが、Quick response の奥義、極意である。

メールも仕事もすべきことも、明日になるとさらに溜まっていくため、素早く処理していかなければ雪だるま式に増えていく。いつか行わなければならないことであれば、早くこなすに越したことはない。

立場を逆にして考えると、さらにわかりやすい。メールを送った側からすれば、早く response がほしい。仕事を依頼した側は、デッドラインまでに仕上げてほしいのである。それら小さな信頼の積み重ねが大きな信頼となって、さらに大きな仕事や次のオファーにつながっていく。

つまり、Quick response することによって、仕事の順番が明確化され、時間を有効に活用でき、生産性が上がるのである。

皆さんも経験があろうかと思うが、第6章「デッドラインを設定しよう!」でも述べたように、時間がたっぷりあるときより、時間がないときのほうが集中して仕事ができる。結果的に時間を有効に使うことができるわけである。

私の持論である、「仕事に追われるのではなく、仕事を追っかける」。このほうが、楽しく仕事ができる。


第11章は、〃3つのポリシー〃について熱く語った。

次章はいよいよ最終章である。

外科医に限らず、広く社会人の皆さんにも参考になる仕事術について、さらに熱く述べたい。

文 献

＊1 橋本京子，子安増生：楽観性とポジティブ志向が幸福感に及ぼす影響．心理学評論55：178〜190, 2012.

＊2 Scheier, M. F., Matthews, K. A., Owens, J. F., Magovern Sr, G. J., Lefebvre, R. C., Abbott, R. A. and Carver, C. S. : Dispositional optimism and recovery from coronary artery bypass surgery：The beneficial effects on physical and psychological well-being. J. Pers. Soc. Psychol., 57：1024〜1040, 1989.

第12章

仕事力は人間力

本書の各章の見出しは、
第1章　新たな挑戦～人生〝晴れ男〟～
第2章　日本一の外科を目指して
第3章　与えられたポジションでベストを尽くそう！
第4章　エクセルによるスケジュール管理
第5章　王道を歩もう！～コツは向上心と気づき～
第6章　デッドラインを設定しよう！
第7章　挨拶、感謝、そして笑顔
第8章　5つの成功体験～強い組織を作る方程式はJ・J・K～
第9章　失敗から学ぶ
第10章　〝3つのNo〟を実践しよう！
第11章　Positive, Honest, Quick response
であった。
それぞれ、私の熱い思いを込めて書いた。
いよいよ最終章である。

思い起こせば、２０１９年10月から人生初の東京生活が始まった。

ちょうど、消費税引き上げのタイミングと重なったため、運送業者が混んでおり、９月下旬に購入したテレビや冷蔵庫、洗濯機、電子レンジ、ベッドなどが、２週間届かなかった。せめてインターネット環境を整えようと、着任前日の９月30日に秋葉原の電気街に行き、無線ＬＡＮのルーターを買い、マンションでインターネットを使えるようにした。テレビがないので、仕方なくパソコンから流れるラジオを聞いていた。ラジオも意外によいなあと思った。

また、冷蔵庫がないため、飲みきりのお茶を飲みながらコンビニ弁当を食べ、フローリングの上に毛布を敷いて寝ていたことが、今では懐かしい。不便もよいものだなあ、と思った。

さらに、近所のスーパーでにぎり寿司を買ってきて、いざ食べようと思ったら、醤油が付いていないことに気づき、さすがにそのまま食べたら美味しくなく、コンビニに醤油を買いに行ったこともあった。お寿司を買う際は一緒にガリと醤油を買い物かごに入れなけ

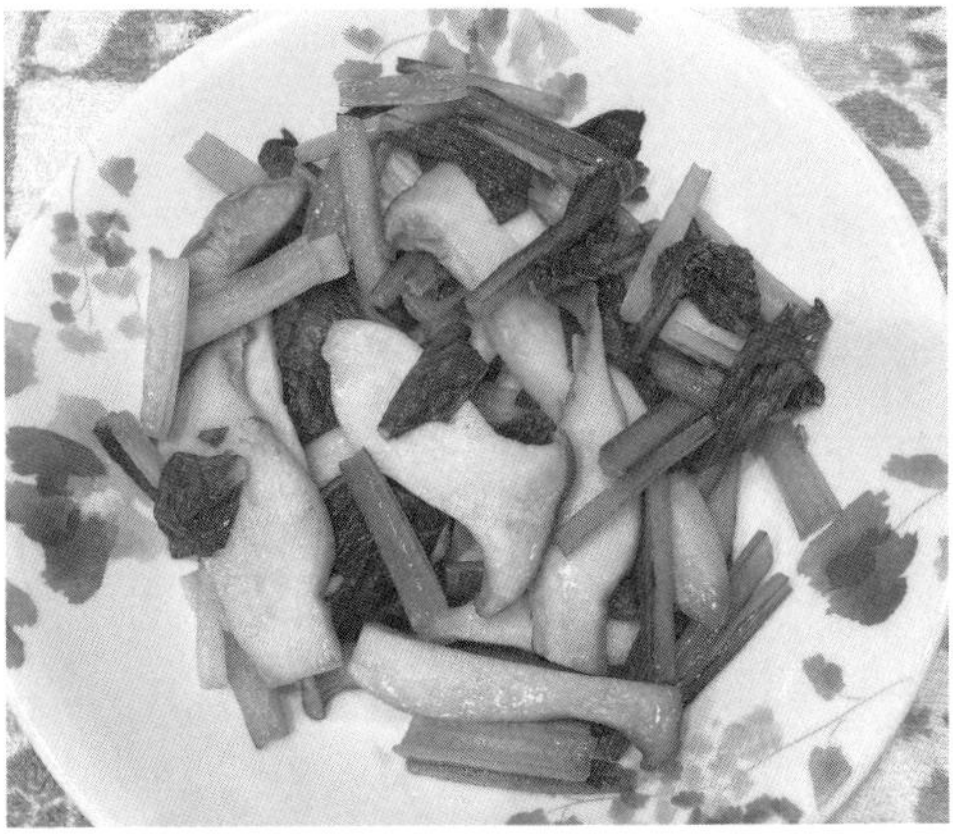

図19
エリンギと小松菜のバター醤油炒め

ればならないと学習した。

あれから1年半、単身赴任にもすっかり慣れ、炊事はともかく、掃除、洗濯とすっかり板についた。

少し料理もするようになった。

私の得意料理は、「エリンギと小松菜のバター醤油炒め」である（図19）。スーパーでエリンギと小松菜、バターを買ってくれば、5分でできる。野菜はどちらも100円くらいなので、ふところにも優しい。

また、私が住んでいるマンションの30階に住居者専用の無料スポーツジムがある。好きな時間に行って、筋トレマシーンや自転車こぎ、ランニングマシーンなどを自由に使用できる。

しかし、入居して1年以上、その存在を忘れていた。

先日、一念発起し、平日であれば仕事から帰った後、土日であれば朝や日中にジムで筋トレをするようにした。

30階から、隅田川、スカイツリー、聖路加国際病院、聖路加タワー、皇居、銀座や八重洲の夜景などを見ながら筋トレしているなんて、夢のようである。こんなに素晴らしい景色が見えるジムは、東京中探してもほかにないであろう。幸せである。

学生時代、ボート部で鍛えたので、筋肉には多少の自信があるが、最近、ますます筋肉がついてきた。大胸筋が厚く、三角筋がたくましくなってきた。私の専門分野の一つであるサルコペニアとは当分、無縁でいられそうである。


さらに、聖路加国際病院は東京都の中央区にあるため、銀座まで徒歩10分、自転車であれば3、4分で行ける。そのため、コロナ禍になる前は、病院の食事会や飲み会が普通に銀座であった。仕事が早く終わった日は、銀座の華やかな空気を吸って帰ろうと思い、銀座経由で帰ることもある。

京都にいたときは、銀座ってすごいなあと思いながら渡っていた銀座四丁目の交差点を、自転車で横断している。夢のようである。

最近の楽しみは、日曜日午後の「銀ブラ」である。私は買い物が好きで、デパートも大好きである。銀座三越デパートの紳士服売り場でたまに服を買ったり、地下の食品売り場で弁当を買ったり、歩行者天国を闊歩したり、高級ブランドショップ街や高級クラブ街（まだ中には入ったことがないが）を散歩したりすることで、非日常を味わい、リフレッシュすることができる。

人生は一度きりである。

京都もよいが東京もよい。縁あって、東京の真ん中で生活し、仕事をする機会をいただいたことで、このような経験ができた。感謝である。


さて、この1年半の間に、世界は大きく変わった。何といっても、着任当時には思いもよらなかった新型コロナウイルスの世界的流行である。

社会はもちろん、学会や講演などのあり方もガラッと変わった。ほぼすべての学会や研究会、講演が中止または延期となり、開催されてもｗｅｂ開催か、現地開催とｗｅｂ開催のハイブリッド型となった。ｗｅｂ開催は、現地に行かなくても済む、発表同時刻に別会場で開催されているセッションの発表内容を後で観ることができる、一度に数千人の方に視聴していただくことができるなど、メリットは確かに大きい。

しかし、国内・国際学会でも講演でも、現地に行くのがよいのである。演者や聴衆の熱気を感じ、face to faceでディスカッションし、旧交を温めることができる。さらに、現地で美味しいものを食べ、空いている時間に観光すると、結果的に運輸、宿泊、飲食業界が潤う。

したがって、Ｇｏ Ｔｏトラベルもよいが、学会の現地開催による経済効果も非常に大きい。

一方、それまでは毎週のようにあった週後半の出張がほとんどなくなったため、病院にいる時間が増え、より腰を落ち着けて臨床に取り組むことができるようになった。とくに、私のライフワークの一つである、周術期リハビリテーション・栄養療法や術後早期回復プログラムであるＥＲＡＳ(enhanced recovery after surgery)を推進することができた。

例えば、肝胆膵外科高難度手術の一つであり、膵頭部がんや遠位胆管がんなどに対する標準手術である膵頭十二指腸切除術（ＰＤ）（私は亜全胃温存膵頭十二指腸切除術を好んで施行）後は、術後約３週間の在院日数を要するのが常識であった。

先日も、現地開催の講演の際、壇上から肝胆膵外科で大変ご高名な某大学外科名誉教授に、「先生でしたら、通常、膵頭十二指腸切除術後の在院日数はどれくらいでしょうか？」とお伺いしたところ、指を１本立てて、「１カ月！」とおっしゃっておられた。

だが、術後在院日数が３週間や１カ月というのは、肝移植を除く肝胆膵移植外科手術のなかではもっとも長く、もう少し早く退院できないものか（ニーズ）、と常々思っていた。

京都大学時代は、部下に肝胆膵外科高度技能専門医の資格を取得させるべく、自分が執刀したい気持ちを抑え、多くのＰＤ症例を助教や医員の先生に執刀してもらっていた。しかし、聖路加国際病院では、肝胆膵外科高度技能指導医は私だけであり、レジデントと一緒に手術をしているため、ＰＤはすべて私が執刀している。

さらに、私のポリシーである、「考える外科医」として、手術中はもちろん、術前・術後も常に考え、いろいろな工夫をしてきた。

すると、症例を重ねるにつれ、3週間より早く退院できる症例を経験するようになった。17日→14日→12日→11日と。

そこで、2020年春から、膵管径が細く、膵が正常なsoft pancreasの患者さん（＝膵液ろうのリスクが高い）でも、膵管径が太く、膵が硬いhard pancreasの患者さん（＝膵液ろうのリスクが低い）でも、術後10日以内の退院を目標にしたクリニカルパスを作成し、実践した。その結果、驚くことに、多くの患者さんが術後7〜8日で退院できるようになった。

前述の名誉教授も、別の講演で座長を務めていただいた東京大学の外科教授も驚いておられた。

その秘訣は、P．F．ドラッカーの「マネジメント」である。キーワードは、マーケティングとイノベーションである。

早期退院（ニーズ）に対する阻害要因を分析・列挙し（マーケティング）、それらを一つずつ克服していけば（イノベーション）、術後在院日数が短くなる（よい変化を起こす）のである。

われわれ医療業界とは、一見、無関係と思われていたビジネスの考え方は、医療の世界にも応用できるのである。

そこで私は、ＰＤにおいて、術前・術中・術後に分けてマーケティング＆イノベーションしていった。

一つ、例をあげよう。ＰＤ後に時々起こり得る合併症に、胃内容排泄遅延（胃の運動能が低下し、食物の小腸への排泄が遅れること）がある。胃内容排泄遅延が起きると、改善するまで絶食が必要なため、自ずと術後在院日数が長くなる。そこで、胃内容排泄遅延が起きないようにすれば、これに起因する術後在院日数の延長はなくせると考え、手術手技の工夫を行った。さらに、術後上部消化管透視検査（造影剤を口から飲んで、胃から小腸の通り具合を調べる検査）も早めた。

私は若いころから、自分で執刀した患者さんの術後透視検査は、自分で行ってきた。その理由は、自分が行った手術手技が妥当であったか、工夫した結果がどうだったかを自分の目で確認したいからである。

決して人任せにしてはならない。自分で汗をかくべきである。

また、肝胆膵外科の大きな手術は、術後管理を自分の目できちんと行うため、できるだけ週の前半に行うようにしている。月曜日は外来日であり、必然的に火曜日がＰＤの手術日となることが多い。

新型コロナウイルス流行以前は、週の後半である木〜土曜日は毎週のように学会や研究会、講演があったため、週明けの月曜日（術後６日目）に透視検査をしていた。

しかし、新型コロナウイルスのため出張がほぼなくなり、術後３日目の金曜日に検査できるようになった。

そこで、検査して自分の目で胃内容排泄遅延の有無や胃空腸吻合部の良好な流れを確認し、問題なければ、術後３日目の夕方か術後４日目の朝から食事を開始するようにした。

これ以外にも、さまざまな術前・術中・術後管理の工夫を行うことで、前述のように術後７〜８日目に退院できるようになった。詳細は今後、学会や論文上で発表していく予定である。

こういった取り組みの結果、日本で一番、ＰＤ術後在院日数が短い病院になったと思う。第２章で、「日本一の外科」を目指す、と宣言した。

当初、この展開は予想していなかったが、何でも日本一は日本一である。まずは一つ達成できた。

新型コロナウイルスの流行によって病院にいる時間が長くなり、じっくりＥＲＡＳに取り組むことができ、その結果、ＰＤ術後在院日数の短縮が実現できた。

これも、第11章で紹介した、「Positive」な考え方かもしれない。あるいは、一生懸命、誠実に仕事に取り組んだことに対し、神様がくれたご褒美かもしれない。

消化器内科の先生方も、あまりの退院の早さに驚いておられ、よりいっそう、当科に肝胆膵外科の患者さんを紹介していただけるようになった。ありがたいことである。

実は、私がＥＲＡＳに積極的に取り組んできた大きな理由がもう一つある。

当院の近くには、国立がん研究センター中央病院やがん研有明病院という、日本を代表するがん専門病院がある。

京都大学もそうであったが、これらの病院は、とくに営業努力をしなくても開業医の先生方や市中病院の先生方から、多くのがん患者さんの紹介がある。

一方、聖路加国際病院は、がんの手術も多く行っているが、決してがん専門病院ではなく、良性疾患や内科系疾患の診療も広く行う総合病院である。

そこで、この激戦区にあって、当院の特徴をアピールし、多くの患者さんをご紹介いただけるためにはどうしたらよいか考えた。マーケティングである。

当院は、ハード面では、全室個室（集中治療室や小児病棟以外）であり、プライバシーが守られる。通常、病室は4人部屋であることが多い。

私はよく例えるのだが、皆さん、ホテルのツインやトリプルに赤の他人と泊まれるだろうか？　気を遣うし、防犯面も気になり、おちおち眠れないであろう。病気で治療が必要なはずの入院患者さんが、心身の安静や安楽が保てない。これでは、病気の回復にも当然影響を及ぼすであろう。

その点、個室であれば、患者さんは安心して眠ることができるし、自由に家族と面会ができる。実際、患者さんから、「個室だからよく眠れます」との声を多く聞く。

また、窓が同じ方向を向いているため、ほかの部屋からみえない（＝ほかの部屋もみえない）構造となっており、この点からもプライバシーが保たれる。

とくに、隅田川向きの部屋からは、隅田川の流れや春であれば桜並木、高層マンションの夜景などがとてもきれいに見え、喜んでいただいている。

聖路加国際病院本館は1992年に竣工したが、全室個室は当時としては画期的で、日野原先生の先見の明には改めて驚かされる。

さらに、コロナ禍においては、感染防御の面でもメリットがある。

また、ソフト面では、当院は医師や看護師、事務の方などメディカルスタッフがとても親切で、以前からホスピタリティに富む病院であるとの高い評価をいただいている。私も、着任して、日々そう実感している。

その高評価のおかげで、第2章や第7章でも紹介したように、『Newsweek』が選ぶ「World's Best Hospitals 2020」で、日本で1位、世界でも16位にランクされた。

しかし、それは病院全体としての評価であり、消化器・一般外科の評価ではない。

そこで、考えた。まずは、第5章で紹介したように、2020年4月に減量・糖尿病外科（いわゆる肥満外科のことで、腹腔鏡下に胃を細くする手術を行い、食事量を少なくして、減量や糖尿病の改善を目的とする）を開設した。これは、がん専門病院では開設し得ない部門であるし、当院のような総合病院の得意分野である。すでに多くの患者さんが受診され、軌道に乗っている。

次に、手術症例数では勝てるわけがないので、「手術の質」（医療の質）で勝負しようと考えた。もちろん、国立がん研究センター中央病院やがん研有明病院も「手術の質」は素晴らしいと思う。

しかし、「手術の質」を定量化する方法がない。手術時間や術中出血量も一つの尺度であろうが、症例や体型によって異なり、リンパ節郭清が不十分であれば手術時間は短くなる。

それでは何をパラメーターにしようかと考えた。〝考える〟外科医である。

丁寧で合併症の少ない手術を施行し、よりよい周術期管理を行えば、患者さんは早く退院できる！　そうだ、「術後在院日数」が「手術の質」の定量化に使えるのではないか？

そう思って、前述のようにＥＲＡＳに取り組み、術後在院日数の短縮に取り組んできた。

昨今、あらゆる領域で腹腔鏡下手術やロボット手術が導入され、聖路加国際病院消化器・

一般外科においても積極的に導入している。これらは低侵襲手術やminimum invasive surgeryといわれている。

しかし、傷が小さいイコール低侵襲ではない。傷が小さくても、術後合併症が起きたり、術後回復に時間がかかったりして、術後在院日数が長くなっては、真の低侵襲手術とはいえない。

どんな世界も、結果、すなわちアウトカムで評価される。

われわれが取り組んでいる術後在院日数の短縮は、元気に早く退院できるということであり、まさに肉体的にも経済的にも真の低侵襲手術といえるのではないだろうか。

当科では、ＰＤのみならず、肝門部領域胆管がんに対する胆道再建を伴う拡大肝切除でも術後7～8日目退院、腹腔鏡下肝切除は術後3～4日目退院が常識となっている。

これらの取り組みを続けることにより、「聖路加国際病院の消化器・一般外科で手術してもらったら、早く、元気に退院できるよ!」という評判が広がり、がん患者さんの紹介がもっと増えてくれれば、と願っている。

ほかにも、当院に多くの患者さんをご紹介していただけるような、さまざまなアイデアを考えているので、順次、実践していきたい。

英語で、不可能であることを「Impossible」という。しかし、少し変えると、「I'm possible」となる。やればできるのである。

不可能と思われたＰＤ術後７日目退院を実現できた。京都大学の肝移植においても、不可能を可能にできた。

私が大津市民病院から大学に戻った２００７年当時は、術後１年生存率82％と、肝移植はハイリスクな医療といわれていた。事実、肝移植は、肝移植以外に救命手段がない末期肝疾患の患者さんに対して行われる手術であるため、ある程度のリスクは仕方ない。しかし私は、何とかして肝移植成績を上げたいと思い、取り組んだ。現場のニーズを抽出し、それらに対しさまざまなイノベーションを行い、チーム医療を実践した。それらの結果、２０１６年秋以降は、術後1年生存率99％と、素晴らしい成績を達成することができた。不可能が可能になったのである。

ＰＤにも肝移植にも共通する手法は、現場のニーズを抽出し、問題を解決し、よい変化を起こすことである（**図20**）。マーケティングとイノベーションの考えである。

現場のニーズ

↓

問題解決

↓

よい変化

図20
すべての仕事に共通する手法

これは、医療に限ったことではない。仕事全般に共通することである。工夫が大切である。

また、われわれ医療従事者にとってうれしいことは、これらの取り組みは、うまくいけば患者さんのベネフィットに直結することである。患者さんのベネフィットにつながらないことは、医療従事者の自己満足にすぎない。臨床のニーズを研究のシーズにして基礎・臨床研究を行い、その結果を臨床に還元できてこそ、初めて実を結ぶのである。

そのためには、常に〝考える〟外科医として、academic surgeonを目指す姿勢が大切である。

Academic surgeonといえば、第8章で紹介したように、2021年4月に開催された第121回日本外科学会定期学術集会の研修医セッションに、日本でもっとも多い6演題が採用された。

卒後1年目の研修医にとって、この歴史と伝統ある日本外科学会定期学術集会に演題が採用され、スライドを作成し、発表したことは、大きな財産になったであろうし、学術面では初めての成功体験になったであろう。

上司にとってもっとも大切な役目は、部下に多くの成功体験を味わわせ、モチベーションを向上させることである。


連載時には、「すがすがしい外科医人生を送るための12のメッセージ」という副題をつけた。

その理由は、雑誌『消化器外科』の連載であり、読者が外科医であったからである。

しかし私は、常に、外科医のみならず、広くすべての社会人の皆さんを念頭に置いて連載を執筆してきた。それは当然で、外科医も社会人であるからである。

残念ながら、これまで医師や医療従事者は、社会人の一人という認識が足りなかったのではないだろうか？

第7章でも述べたように、「一医師である前に、一社会人であれ！」なのである。社会人としての常識や礼儀、上下関係、言葉遣い、コミュニケーション能力、協調性、豊かな人間性など、社会人として生きていくうえで大切なことを、医師や医療従事者はもっと謙虚に学ぶべきであると、日々痛感している。だからこそ、私は聖路加国際病院に異動後も、医学教育と並行して人間教育も行っている。

決して、井の中の蛙になってはならない。トンボのように、複眼で、視野を広くして生きるべきである。

外科医をはじめ社会人が仕事をするうえで重要なことは、いったい何であろうか？

すでに、第1章から第12章までに、多くの大切なことを述べてきたが、最後に3つ、強調しておきたい。

第一は、物事を成し遂げようとする熱意、パッション、あきらめない心である。熱意とあきらめない心があれば、困難に出合ったときも、簡単にあきらめることなく、知恵が湧いて、打開できる。

人生は、数多くの壁の連続である。薄い壁もあれば分厚い壁もある。手術中にも、予期せぬ困難に出合うことがある。それらを打ち破ることができるのは、熱意であり、豊富な経験であり、人間としての底力、人間力なのである。困難を克服した結果が成功体験となり、さらに自信を得て、人間力が強くなる。

第二は、仕事を楽しむことである。人生、起きている時間の半分以上は仕事の時間である。それならば、仕事を好きになって、楽しみを見出し、今日も楽しい1日だったと思いながら家路についたほうが幸せである。

そのためには、効率よく多くの仕事をこなす方法を身につける必要がある。これまで何度も述べたように、「仕事に追われるのではなく、仕事を追っかける」ほうが、楽しく仕事ができるのである。

また、どうせ仕事をするのであれば、皆と楽しく仕事をしたほうがよい。挨拶をして、感謝して、コミュニケーションを密にとりながら、助け合って仕事をする。

私は、聖路加国際病院消化器・一般外科のスタッフもレジデントも、そんな楽しい雰囲気のなかで仕事ができるよう心がけている。


第三は、これも第11章で熱く述べたように、「正しいことを正しく」行うことである。外科医であれば、手術手技を習得し、練習し、上手な術者の手術を見て学び、周術期管理も正しく行う。

広く社会人一般でいえば、正しい方法で、ひたむきに誠実に仕事に取り組む。

そして、自分の名声や利益などといった私心や邪念を捨て、患者さんのため、他人のため、顧客のため、国民の皆さんのために、「利己ではなく利他の心」で、真摯な気持ちで仕事に取り組む。

これは、一代で世界を代表する企業を築き上げた京セラ創業者の稲盛和夫氏が、とくに強調しておられることである。稲盛氏は、利他の心を判断基準にすると視野が広くなるため、正しい判断ができ、周りの人みんなが協力してくれるとおっしゃっておられる。事実、

2010年1月に周囲の反対を押し切って、会社更生法が適用された日本航空の会長に就任し、意識改革を行い、見事に再生させた。給料は無給だったそうである。稲盛氏の人間力によって、利他の心によって、当時、絶対不可能といわれていた日本航空の再生が可能になったのである。

医療の世界も一緒である。手術は一人ではできない。周術期管理も一人ではできない。新たな変革も一人ではできない。自分の名声や利益ではなく、患者さんファースト、患者さんのベネフィットの心で真摯に診療に臨むことで、正しい判断ができ、チーム医療が実現できるのである。みんなの力を結集して、よりよい方向へのムーブメントを引き起こす、人間的魅力・能力が必要なのである。

結局、仕事力とは人間力だと思う。

外科医に限らない。すべての社会人にとって、人を大切にして、人間性を磨いて、熱意をもって、真摯に誠実に仕事に取り組むことが、よい仕事をする秘訣、すなわち仕事術である。

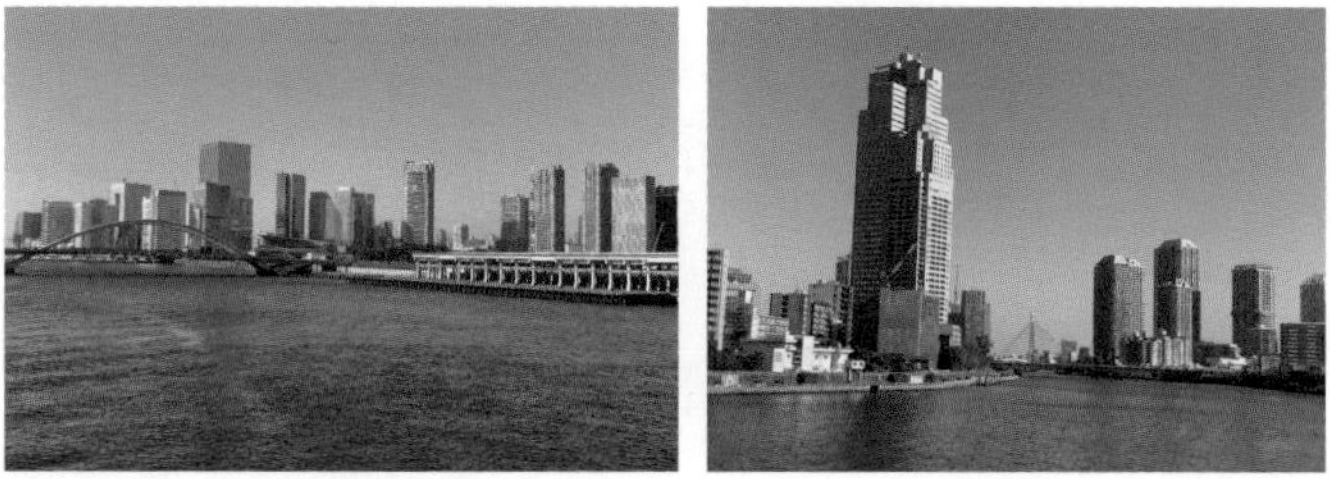

左側　　右側

図21
勝どき橋からの眺め

最後に、私の大好きな景色を紹介して筆をおきたい。
それは、毎朝の出勤時に渡る勝どき橋からの眺めである（図21）。右を見れば、青空と隅田川に映える聖路加タワーや聖路加国際病院、東京スカイツリー。左を見れば、東京タワー、築地市場跡地、高層ビル群など、とても爽やかな景色である。

毎日見ても飽きない。飽きないどころか、こんな素晴らしい景色を見ながら日々通勤できるなんて幸せだなあと思いながら、通勤している。

今後も、心身ともに若々しく、常に新しいことにチャレンジして、この眺めのような、すがすがしい外科医人生を送りたい。

最後までお読みいただき、ありがとうございました。

著者略歴

海道　利実（かいどう　としみ）

聖路加国際病院消化器・一般外科部長

1963年福井市生まれ。1981年福井県立藤島高等学校卒業。1987年京都大学医学部卒業後，京都大学外科学教室入局。1996年京都大学大学院医学研究科博士課程修了。1999年京都大学腫瘍外科助手。2001年大津市民病院外科医長。2009年京都大学肝胆膵移植外科・臓器移植医療部准教授。2019年10月より現職。

主な受賞歴として，日本肝胆膵外科学会理事長賞，日本肝胆膵外科学会会長賞，日本静脈経腸栄養学会小越章平記念Best Paper in The Year，日本肝臓学会AJINOMOTO Award最優秀研究賞，IHPBA Best Oral Awardなど。

消化器外科医として臨床や研究を行うなかで，医療にもビジネスの考え方を取り入れるべきと考え，P. F. ドラッカーのマーケティングとイノベーションの理論などを実践し，新たな視点から手術成績の向上や術後在院日数の短縮などを実現した。また，モチベーション向上による人材育成にも積極的に取り組んでいる。

著書に，『もし大学病院の外科医がビジネス書を読んだら〜仕事や人生が楽しくなる“深いい話”〜』(中外医学社)，『外科医の外科医による外科医以外にもためになる学会発表12カ条』(へるす出版)など。

仕事力は人間力

聖路加国際病院外科部長からの 12 のメッセージ

定価（本体価格 1,500 円＋税）

2021 年 7 月 1 日　　第 1 版第 1 刷発行

著　者　海道　利実
発行者　佐藤　枢
発行所　株式会社　**へるす出版**
〒164-0001　東京都中野区中野 2-2-3
☎(03)3384-8035（販売）　(03)3384-8155（編集）
振替 00180-7-175971
http://www.herusu-shuppan.co.jp
印刷所　広研印刷株式会社

ISBN978-4-86719-020-3